DE LA MENSURATION THÉORIQUE ET PRATIQUE DU DIAMÈTRE PROMONTO-PUBIEN MINIMUM AU POINT DE VUE OBSTÉTRICAL ET D'UN PELVIMÈTRE DIRECT À ARC TANGENT AU PUBIS

PAR

Le Dr E. CROUZAT,
Ancien externe de la Clinique d'accouchements
de la Faculté de médecine de Paris.

PARIS
ADRIEN DELAHAYE ET E. LECROSNIER, EDITEURS
Place de l'Ecole-de-médecine

1881

DE LA MENSURATION THÉORIQUE ET PRATIQUE DU DIAMÈTRE PROMONTO-PUBIEN MINIMUM AU POINT DE VUE OBSTÉTRICAL ET D'UN PELVIMÈTRE DIRECT A ARC TANGENT AU PUBIS

PAR

Le Dr E. CROUZAT,
Ancien externe de la Clinique d'accouchements
de la Faculté de médecine de Paris.

PARIS
ADRIEN DELAHAYE ET E. LECROSNIER, EDITEURS
Place de l'Ecole-de-médecine

1881

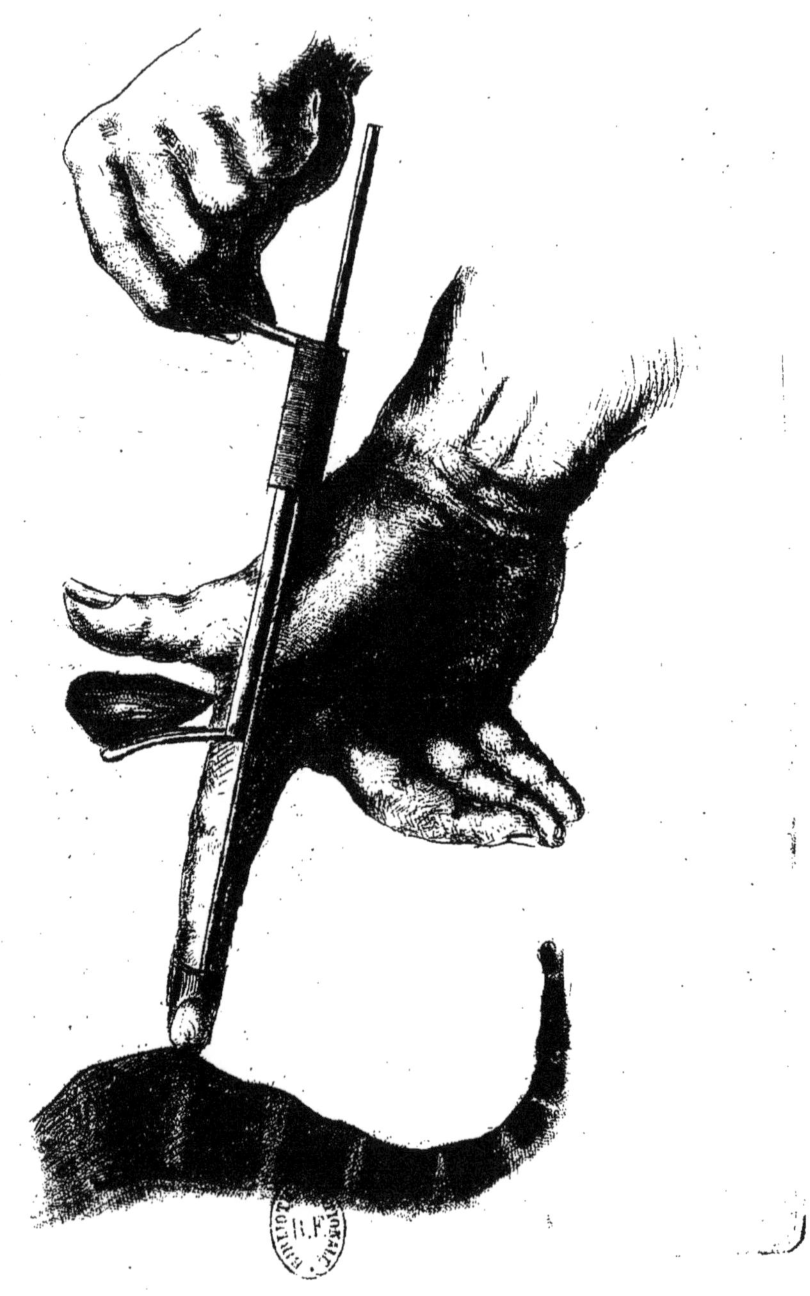

DE LA MENSURATION
THÉORIQUE ET PRATIQUE
DU
DIAMÈTRE PROMONTO-PUBIEN MINIMUM
AU POINT DE VUE OBSTÉTRICAL
ET D'UN INSTRUMENT POUR LA PRATIQUER SUIVANT LA MÉTHODE DIRECTE

AVANT-PROPOS

« *Abandonnée depuis longtemps en France et en Angle-* « *terre, depuis peu en Belgique par ceux-là même qui* « *avaient été ses plus ardents et ses derniers défenseurs, la* « *Pelvimétrie instrumentale n'appartient plus qu'au* « *domaine de l'histoire... Dans votre pratique, en* MÉDECIN, « EN HONNÊTE HOMME, *jamais vous n'aurez recours aux* « *instruments quand vous voudrez mesurer un bas-* *sin.....* »

Pinard, Cours d'Accouchement de l'Ecole de Médecine, leçon du 11 janvier 1881.

Cette appréciation si nette, si imagée, résume exactement les opinions professées en France sur la Pelvimétrie instrumentale et suffit pour montrer en quel discrédit est tombée cette méthode qui, à une époque peu éloignée, jouissait encore d'une certaine faveur.

D'après cela, on pourrait croire que la longue lutte entre la méthode instrumentale et la méthode digitale est enfin terminée et cela par le triomphe de cette dernière; en réalité il n'en est rien, car, quels arguments décisifs, quels faits nouveaux a-t-on apportés pour trancher la question ?... Aucun.

En fait le différend existe toujours et le débat peut se résumer ainsi : d'un côté, les partisans de la méthode instrumentale disent : « *Le doigt ne vaudra jamais un bon pelvimètre.* » De l'autre côté, ceux qui soutiennent la méthode digitale répondent aux partisans des pelvimètres : « *La « preuve que vous n'avez pas encore trouvé cet instrument, « c'est que tous les jours vous en inventez de nouveaux* !... »

A quoi les premiers pourraient répliquer : cela fait-il que la méthode digitale en soit meilleure ?

Mais personne ne fait cette réponse car *les instruments* n'ont plus trouvé de défenseurs depuis la conclusion quelque peu inattendue que fit à l'Académie de Bruxelles M. Hubert de Louvain, lequel, après avoir très vivement soutenu durant plusieurs séances la supériorité incontestable de la méthode instrumentale et en particulier de son pelvimètre, termina son long plaidoyer en affirmant que « *le meilleur « de ces instruments même le sien ne valait pas le « doigt* (1) ».....

Cette péroraison, aussi imprévue que peu probante, servit de conclusion au débat et depuis la question n'a pas été reprise, mais n'en subsiste pas moins.

Elle peut être posée de la sorte :

La méthode digitale est-elle suffisamment sûre et précise pour qu'on puisse se fier à elle surtout alors qu'on se trouve en présence d'un cas difficile ?...

Tel est le sujet de ce travail.

Le plan que je suivrai est celui-ci :

1re PARTIE. — *De la mensuration du diamètre promonto-pubien-minimum au point de vue théorique.*

2me PARTIE. — *De la mensuration du diamètre promonto-pubien minimum au point de vue pratique* ; dans laquelle j'étudierai spécialement la méthode digitale.

(1) Bul. Acad. roy. de méd. de Belgique, 1877, t. II, p. 922.

3e PARTIE : *Nouvelle méthode pour mesurer directement le diamètre promonto-pubien-minimum;* dans cette partie je décris mon pelvimètre direct, mes expériences sur le bassin sec et le cadavre, mes mensurations sur la femme vivante; puis, après avoir donné le manuel opératoire, je réunis en un court résumé les propositions développées dans le courant de cette étude.

Changer un à peu près en une certitude, tel est le but de ce travail.

DU TABLEAU SCHÉMATIQUE CI-CONTRE

Je tiens à dire avant d'entrer en matière comment j'ai obtenu les différentes mensurations sur lesquelles je m'appuierai dans le cours de ce travail pour contrôler les opinions déjà émises et, le cas échéant, pour en émettre de nouvelles.

A la fin de la Thèse si remarquable du Dr Pinard (1) se trouvent les tracés graphiques, grandeur naturelle, de 100 bassins, tous plus ou moins viciés (5 ou 6 exceptés) appartenant aux collections de M. le professeur Depaul, des Hôpitaux, de la Maternité et du Muséum.

D'après le procédé opératoire (loc. cit. page 27) qui a été suivi il est facile de voir que ces planches sont la reproduction rigoureuse des bassins qu'elles représentent; aussi n'espérant pas faire mieux en mesurant moi-même ces bassins une seconde fois, me suis-je contenté de ces fac-simile pour les mensurations nouvelles que je voulais prendre. Cela m'a épargné une grande perte de temps qui n'aurait pas été compensée, certainement, par les quelques rectifications qui en auraient peut-être été le résultat, sans parler des erreurs que j'aurais pu commettre moi-même.

Je me suis donc servi des tracés pelvigraphiques du Dr Pinard, mais ayant remarqué que parfois les dimensions des dessins ne correspondaient pas exactement aux chiffres de la légende placée au-dessous, j'ai eu soin de remesurer sur ces planches les dimensions qui avaient été déjà prises et de rectifier les tracés inexacts afin de pouvoir m'en servir par la suite en toute assurance comme j'aurais fait de figures géométriques, j'ai pris en outre de nouvelles mensurations, puis pour rendre plus nettes, plus palpables les propositions que j'avance j'ai fait une sorte de tableau schématique où sont réunies toutes ces mensurations.

(1) Pinard. Des vices de conformation du bassin, etc., 1874.

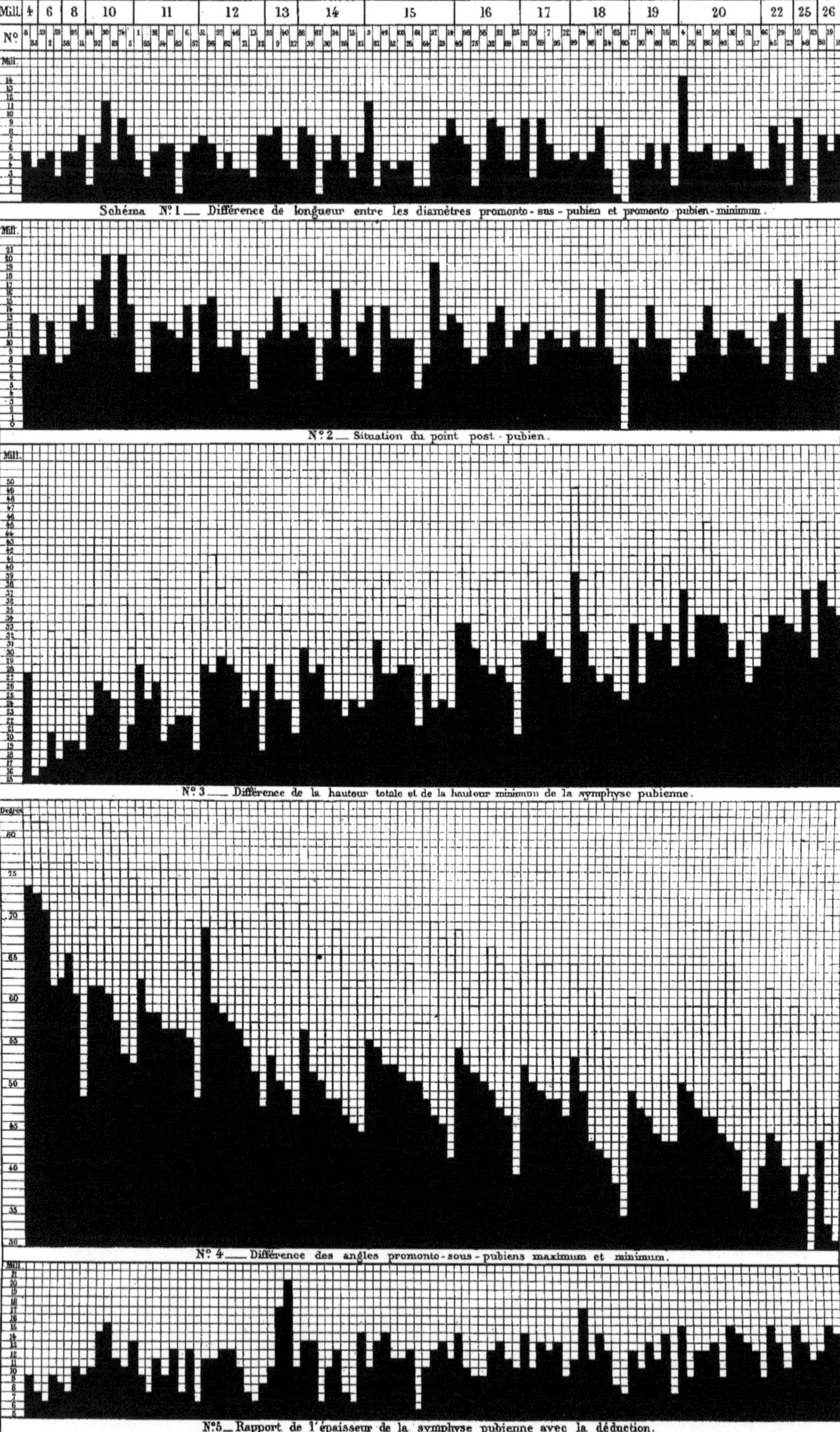

Schéma N° 1 — Différence de longueur entre les diamètres promonto-sus-pubien et promonto pubien-minimum.

N° 2 — Situation du point post-pubien.

N° 3 — Différence de la hauteur totale et de la hauteur minimum de la symphyse pubienne.

N° 4 — Différence des angles promonto-sous-pubiens maximum et minimum.

N° 5 — Rapport de l'épaisseur de la symphyse pubienne avec la déduction.

Dans ce tableau chaque colonne verticale représente un bassin, le même dans les différents Schémas ; la deuxième ligne horizontale donne le numéro sous lequel chaque bassin est inscrit dans la thèse du Dr Pinard, afin qu'on puisse se reporter aux graphiques de cet auteur ; la première ligne horizontale indique la différence de longueur qui existe entre les diamètres promonto-sous-pubien et promonto-pubien-minimum de chaque bassin, suivant une progression croissante (ainsi le premier bassin n'offre une différence que de 4 mm. entre ces deux diamètres, pour le dernier cette différence est de 26 mm.) c'est-à-dire que dans ce tableau les cent bassins du Dr Pinard sont classés suivant qu'est plus grande la déduction à faire du diamètre promonto-sous-pubien pour évaluer le diamètre promonto-pubien-minimum d'après la méthode digitale.

De la sorte on peut se rendre compte, par la vue et de la façon la plus nette, de l'importance relative des éléments qui font varier cette déduction sur laquelle repose la méthode digitale.

PREMIÈRE PARTIE

De la mensuration du diamètre promonto-pubien minimum au point de vue théorique.

I. DU DIAMÈTRE PROMONTO-PUBIEN MINIMUM DU POINT POST-PUBIEN.

Pendant longtemps on a considéré le diamètre sacro-sus-pubien comme étant le plus petit du détroit supérieur: mais, en 1865, Michaëlis (1) a démontré l'existence d'un diamètre plus petit encore, qu'on a appelé, en Allemagne, *conjugata vera.*

En 1874, dans une thèse très intéressante, à laquelle j'aurai souvent recours durant ce travail, le Dr Pinard s'est rangé à l'opinion de Michaëlis, et a nommé ce nouveau diamètre : *diamètre minimum* ou *diamètre utile.*

Dans ses cours particuliers, le Dr Budin désignait habituellement ce diamètre sous le nom de *promonto-pubien minimum*, terme que j'adopte d'autant plus volontiers qu'il me paraît plus précis.

Somme toute, ces différentes appellations servent à désigner le plus petit diamètre antéro-postérieur du bassin partant du promontoire pour finir au point le plus postérieur de la symphyse pubienne.

C'est la mensuration de ce diamètre qui fait l'objet de ce travail.

(1) Michaëlis. Das enge Becken. Leipzig, 1865.

Mais avant de l'étudier, posons-nous cette question : Le diamètre promonto-pubien minimum existe-t-il réellement et, s'il existe, la différence entre ce diamètre et le diamètre promonto-sus-pubien est-elle suffisante pour en tenir compte?

Les D. promonto-sus-pubien et promonto-pubien minimum ayant été mesurés sur les graphiques du Dr Pinard, je n'ai eu qu'à grouper leur différence dans le schéma (n° 1), d'après lequel on voit que sur 100 bassins :

2 ont ces diamètres égaux ;

15 ont présenté une différence de 1 à 3mm, c'est-à-dire jusqu'à un certain point négligeable;

74 ont donné une différence de 4 à 9mm ;

9 ont atteint 10 et même jusqu'à 14mm.

En résumé, 83 bassins sur 100 présentent entre les deux diamètres une différence de 4 à 14mm. Cette différence est trop importante pour qu'on n'en tienne pas compte, surtout quand on a affaire à des bassins dont les diamètres antéro-postérieurs sont aussi petits que les nos 3, 4, 11, 12, 14, etc... (Ces numéros correspondent aux graphiques de la thèse du Dr Pinard.)

Donc le diamètre promonto-pubien minimum est le seul des deux qu'il soit important de mesurer.

Il était intéressant de faire des recherches sur la longueur de ce diamètre. Voici les limites extrêmes que présentent deux bassins reproduits par le Dr Pinard : le n° 85 mesure 13 cent. 1 et le n° 11, 2 cent. 91... La moyenne de ces deux extrêmes serait 8 cent., tandis que la moyenne générale des 100 bassins est, en chiffres ronds, 9 cent.

Ces dimensions sont importantes à noter, car elles montrent : 1° Combien grande peut être l'angustie pelvienne au niveau du D. promonto-pubien minimum; 2° combien la longueur du D. promonto-pubien minimum peut dépasser la moyenne normale (ce qui doit faire soupçonner un rétrécissement dans un autre point); 3° enfin, tous les degrés intermédiaires par lesquels les dimensions du D. promonto-pubien minimum peuvent passer avant d'atteindre les limites extrêmes.

Les 100 bassins du Dr Pinard, comprenant toutes sortes de variétés de déformation, et même des bassins normaux il serait inexact de vouloir en tirer des conclusions absolues; mais cependant on peut faire cette remarque que les D. promonto-pubien minimum mesurant moins de 5 cent. sont rares, puisqu'il n'y en a que 3 sur 100 (nos 2, 11 et 12), que les diamètres mesurent de 5 à 9 cent., sont au nombre de 46, c'est-à-dire près de la moitié.

Résumé : 49 sur 100 bassins, *au moins*, auraient nécessité une intervention obstétricale, d'autant plus grave que le D. promonto-pubien minimum était plus petit.

En somme, c'est pour l'accoucheur une donnée des plus importantes, pour ne pas dire indispensable, que de connaître la longueur du diamètre promonto-pubien minimum.

Passant à la situation du *point post-pubien*, c'est-à-dire du point où se termine en avant le diamètre promonto-pubien minimum sur la face postérieure des os du pubis (1), Michaëlis et le Dr Pinard, admettent tous les deux qu'il est situé à 5 ou 6mm au-dessous du bord supérieur de la symphyse « *parfois plus haut, jamais plus bas,* » dit le premier; « *quelquefois un peu plus haut, mais parfois aussi plus bas* », dit le second de ces deux auteurs, qui ajoute plus loin l'avoir vu *à deux centimètres* au-dessous du bord de la symphyse.

J'ai voulu me rendre compte de l'exactitude de ces chiffres, et j'ai mesuré sur les 100 tracés pelvigraphiques du Dr Pinard la distance qui sépare le point post-pubien du point sus-pubien (1), soit la courbe *a*, fig. 1, p. 17.

(1) J'emploirai par abréviation ces termes de *points post-pubien, sus-pubien et sous-pubien*, fig. 1 M, P', P, pour n'avoir pas à répéter chaque fois : le point de la symphyse pubienne où viennent se terminer les diamètres promonto-pubien minimum, promonto sus-pubien ou promonto-sous-pubien suivant qu'il s'agit de l'un ou de l'autre de ces diamètres.

Mes mensurations ne m'ont pas donné un résultat conforme à celui des deux auteurs que je viens de citer.

Comme on peut s'en convaincre par le schéma n° 2, j'ai obtenu des chiffres beaucoup plus élevés ; sur ces 100 bassins :

1 seul n'a qu'un point unique pour les diamètres promonto-sus-pubien et promonto-pubien minimum, c'est-à-dire que ces deux diamètres se confondent dans toute leur longueur et par conséquent qu'ils sont égaux (n° 60).

5 présentent une distance de 5 à 6^{mm}, entre le point sus-pubien et le point post-pubien.

94 mesurent de 7 à 21^{mm}.

Donc, la distance moyenne entre le point sus-pubien et le point post-pubien est 11^{mm},5.

De plus, on remarquera, en examinant le schéma n° 2, que la seconde moitié offre un peu moins de sommets que la première ; cela se comprend : d'une façon générale le point post-pubien sera d'autant moins éloigné du point sus-pubien, que sera plus grande la différence entre la longueur du D. promonto-sous-pubien et celle du D. promonto-pubien minimum.

En résumé, le point post-pubien n'a pas été fixé assez bas ; il faudrait dire *qu'il est situé au-dessous du point sus-pubien à une distance d'un centimètre environ, variant le plus souvent entre* 6 *et* 20^{mm} *et dépassant très rarement ces limites extrêmes.* Cela est ainsi tout au moins pour les 100 bassins du Dr Pinard.

Il serait, il me semble, très important pour la pratique, de déterminer exactement la situation de ce point post-pubien, car c'est lui qui limite en avant les rétrécissements antéro-postérieurs et qui par conséquent dans bien des cas met obstacle à l'engagement du fœtus.

Le point post-pubien n'est pas toujours un point fictif, théorique, il a assez souvent une existence réelle, anatomique. Peu indiqué sur la plupart des bassins normaux, et confondu dans la face postérieure du pubis, il se trouve placé sur une ligne osseuse verticale, plus ou moins marquée, due à l'articulation des os du pubis ; parfois même il forme une véritable saillie osseuse, sorte de prisme à angle mousse et à arête verticale, présentant 4 ou 5^mm^ de hauteur, une base d'environ 10^mm^ se confondant avec la symphyse pubienne, et une longueur moindre que la hauteur de la paroi postérieure de cette même symphyse. Il peut être conique et même assez aigu pour tracer un sillon sur la partie fœtale, comme celui que le Dr Budin et moi avons constaté sur le pariétal de l'enfant de la femme dont je parle page 44.

Dans des cas plus exceptionnels (j'en ai observé un à l'amphithéâtre de la Clinique d'accouchements), la réunion des deux pubis au lieu de former une saillie dans l'excavation présente au contraire une sorte de gouttière verticale qui peut atteindre plusieurs millimètres de profondeur, de telle sorte que le D. promonto-pubien minimum *théorique* est de quelques millimètres plus long que le D. promonto-pubien minimum *réel.* C'est dans des proportions beaucoup plus petites ce qui existe chez certains bassins ostéomalaciques dont les pubis proéminent fortement en avant en forme de bec. Il est évident que le D. promonto-pubien minimum *réel* est des deux le seul qu'on ait intérêt à connaître.

Maintenant que nous savons qu'il existe un D. promonto-pubien minimum, dont il faut mesurer avec précision la longueur, puisque c'est à ce niveau que siègent le plus fréquemment les angusties pelviennes ; maintenant que nous avons vu qu'il existe à la face postérieure de la symphyse pubienne un point théorique utile à connaître, lequel est assez souvent représenté anatomiquement par une saillie plus ou moins marquée, sensible à l'œil sur le bassin sec et au toucher sur la femme vivante, nous allons essayer d'en tirer des conséquences théoriques et pratiques.

II DES DEUX TRIANGLES PROMONTO SOUS-PUBIENS MAXIMUM ET MINIMUM.

L'on a toujours considéré le triangle SPP' (fig. 1), comme utile à étudier pour l'évaluation du plus petit diamètre antéro-postérieur et l'on avait raison, puisque l'on voulait mesurer SP', mais du moment qu'il faut chercher SM il est évident que le triangle promonto-sous-pubien *maximum* SPP' n'offre plus aucun intérêt et que c'est le triangle promonto-sous-pubien *minimum* SPM qui seul doit nous occuper, car il renferme SM, c'est-à-dire l'inconnue qu'on veut résoudre.

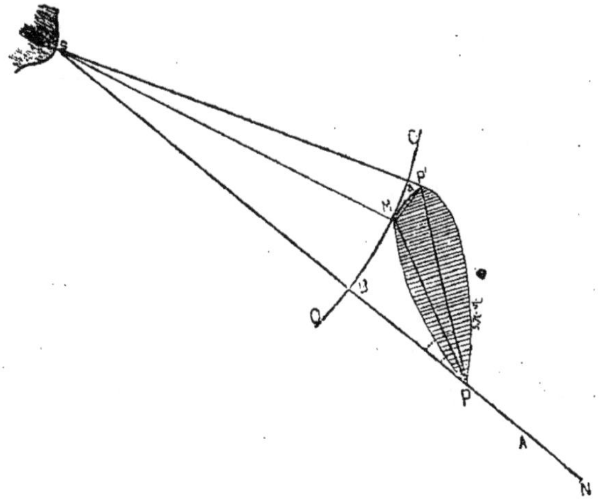

Fig. 1.

Ici le problème se complique. En effet, tant qu'il ne s'agissait que du triangle promonto-sous-pubien maximum on pouvait à la rigueur l'évaluer dans la pratique, étant donné le D. promonto-sous-pubien et la hauteur de la symphyse; (quant à l'angle si on n'a jamais songé à le mesurer directement on s'efforçait de l'évaluer par l'inspection et le toucher combinés) mais nous allons voir qu'il ne peut plus en être de même si l'on a à évaluer le triangle SPM.

Avant tout je poserai le problème suivant les règles de la géométrie :

Etant donné les deux côtés d'un triangle et l'angle compris entre ces deux côtés, trouver le troisième côté.

Dans le cas présent nous avons :

Etant donné le diamètre promonto-sous-pubien SP, la hauteur de la symphyse PM et l'angle promonto-sous-pubien SPM, trouver le diamètre promonto-pubien minimum SM.

Le problème étant ainsi énoncé je vais examiner séparément chacun de ses trois éléments et étudier s'ils ont une influence effective et notable dans les variations de la longueur du diamètre promonto-pubien minimum.

A. Ier ÉLÉMENT. — *Du diamètre promonto-sous-pubien.* — Ce diamètre s'étend du milieu du promontoire à la partie médiane et inférieure du ligament triangulaire de la symphyse pubienne (*point sous-pubien*).

C'est généralement le plus grand côté du triangle qui nous occupe, mais parfois il pourrait être égal au D promonto-pubien minimum, le triangle serait alors isocèle. (Les bassins n°s 8 et 55 peuvent servir d'exemple, car entre les deux diamètres il n'y a qu'une différence de 4 [mm]. Dans des cas plus rares encore, il pourrait être égal en même temps à ce diamètre et à la hauteur de la symphyse pubienne ce qui indiquerait que le triangle est équilatéral.

Sa longueur moyenne donnée par les auteurs varie entre 120 et 126 [mm], mais elle peut subir des écarts très considérables, ainsi sur les 100 bassins du Dr Pinard, nous trouvons les n°s 100 et 2 qui mesurent l'un 144[mm], l'autre 55 [mm], soit un écart de 89 [mm] ; moyenne des deux limites extrêmes 99 [mm]. La moyenne générale des 100 bassins donne 105[mm], c'est-à-dire bien inférieure à la moyenne normale, mais il ne faut pas oublier que tous ces bassins sont plus ou moins viciés.

Je devrais m'occuper ici du rapport qui existe entre le D. promonto-sous-pubien et le D. promonto-pubien minimum, mais comme cette étude est longue et importante, je lui consacrerai un chapitre spécial dont la place est toute marquée dans la partie où je traite de la méthode digitale, puisque celle-ci est entièrement basée sur le rapport de ces deux diamètres.

B. Deuxième élément. — *De la hauteur de la symphyse pubienne.* — Tant qu'on a considéré le triangle SPP' on a justement donné de l'importance à la hauteur de la symphyse pubienne; mais en examinant le triangle SPM, on s'aperçoit que le deuxième côté de ce triangle n'est plus la *hauteur totale* de la symphyse, mais seulement *une portion* de cette symphyse. De même qu'au point de vue obstétrical, il y a un D. promonto-pubien minimum indispensable à mesurer, de même il existe *une hauteur minimum* de la symphyse qui est seule importante à connaître. Cette hauteur est la droite PM (fig. 1) qui unit le point post-pubien (M) au point sous-pubien (P).

Un simple coup d'œil jeté sur la fig. 1, suffit pour comprendre comme quoi, du moment que l'on considère le triangle SPM, la hauteur totale de la symphyse (P'P) ne faisant plus partie de ce triangle ne sert absolument à rien si on veut le mesurer.

Posons-nous d'abord cette question : Y a-t-il une hauteur autre que la hauteur totale qui soit utile à connaître au point de vue obstétrical? et si elle existe, la différence entre ces deux dimensions est-elle suffisante pour en tenir compte?

Sur les tracés pelvigraphiques du Dr Pinard était donné la hauteur totale de la symphyse pubienne, j'ai joint les points post-pubien et sous-pubien et j'ai mesuré *la hauteur minimum* ainsi obtenue.

Pour rendre la comparaison plus facile j'ai réuni ces deux hauteurs en un seul schéma (n° 3) dans lequel la partie noire représente *la hauteur minimum*, tandis que la partie blanche, située au-dessus, figure *la hauteur maximum* de la même symphyse; il devient ainsi facile de se rendre

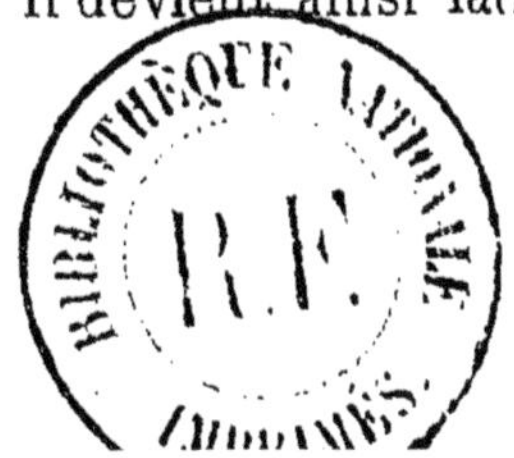

compte des différences qui peuvent exister entre ces deux hauteurs.

En résumé on voit par ce schéma que sur 100 bassins :

Un seul représente une symphyse pubienne dont la hauteur totale est en même temps la hauteur minimum, c'est le bassin n° 60, cela indique que les diamètres promonto-sus-pubien et promonto-pubien minimum se confondent et par conséquent sont égaux.

Les 99 autres bassins ont présenté : 1° Une hauteur maximum variant entre 24 et 50 mm, en moyenne 36 mm 5 ; 2° une hauteur minimum variant entre 16 et 40 mm, en moyenne 27 mm 5.

Différence entre les moyennes : 9mm.

La différence entre ces deux hauteurs a varié entre 3 et 18 mm, répartie ainsi :

8 bassins variant entre		3 et 5 mm.
87	—	6 et 15
4	—	16 et 18

En considérant le schéma n° 3 au point de vue de l'action de la hauteur minimum de la symphyse pubienne sur le rapport des D. promonto-sous-pubien et promonto-pubien minimum, on voit que son influence est très nette, que la différence est d'autant plus grande que la hauteur minimum s'élève elle-même. (Le premier bassin n° 8 seul fait exception, mais cela s'explique très bien par l'abaissement très marqué du promontoire, et l'ouverture de l'angle promonto-sous-pubien minimum (74° 5) qui est le plus grand des100 bassins).

Si par contre on envisage la hauteur maximum, la marche ascendante de la courbe du schéma est moins évidente et l'on trouve dès le début des sommets très élevés alors même que la différence entre les D. promonto-sous-pubien et promonto-pubien minimum est faible et que la hauteur minimum est des plus basses. Bien mieux c'est parmi les premiers bassins que se trouve en général la plus grande différence entre les deux hauteurs de la symphyse.

Il ne faut donc pas tenir compte de la hauteur *totale* de la symphyse pubienne dans la déduction qu'on opère du D. promonto-sous-pubien pour évaluer le D. promonto-pubien minimum.

En effet, la moyenne de la hauteur totale de la symphyse sur les 100 bassins qui nous occupent étant de 36 ^{mm} (en chiffres ronds) il semblerait que lorsque la symphyse d'un bassin mesure plus de 36 ^{mm}, on doit retrancher davantage que si elle mesure moins. Or voici les chiffres auxquels nous arrivons.

1° Sur les 50 premiers bassins (déduction de 4 à 15 ^{mm}). Il y en a 19 qui atteignent ou dépassent 36 ^{mm} ; sans parler de 11 autres bassins qui mesurent 35 ou 34 ^{mm}.

2° Sur les 50 derniers bassins (déduction de 15 à 26 ^{mm}). Il y en a 15 qui n'atteignent même pas 36 ^{mm}, et 4 ou 5 qui mesurent 37 ^{mm}.

Or, comme en mesurant une symphyse pubienne sur une femme vivante on peut facilement commettre une erreur de quelques millimètres, l'on voit que la hauteur totale n'est pas une donnée utilisable pour l'estimation du D. promonto-pubien minimum et peut dans bien des cas faire commettre des erreurs notables.

Il semble cependant que lorsqu'une symphyse pubienne est anormalement développée la déduction doit être proportionnelle, rien n'est plus aléatoire. Il me suffira de citer le cas que j'ai entendu rapporter par le professeur Depaul d'une femme accouchée spontanément, à la Clinique en 1877, alors qu'elle avait une symphyse pubienne qui mesurait 7 *cent. de hauteur !...* (1)

Donc, au point de vue théorique il ne faudrait tenir compte que de *la hauteur minimum* de la symphyse, puisqu'elle seule fait partie du triangle SPM et puisque son action sur la différence des deux D. promonto-sous-pubien et promonto-pubien minimum est bien évidente.

(1) Observ. de M. Chantreuil *in* Leçons faites à l'Hôpital des Cliniques, 1881.

C. Troisième élément. — *De l'angle promonto-sous-pubien.* — Je passe au troisième terme nécessaire pour trouver SM, c'est-à-dire à l'angle compris entre les deux côtés que nous venons d'examiner.

Là aussi, nous trouvons deux angles, l'un *maximum* SPP', qui appartient au triangle SPP' lequel ne nous intéresse pas, et l'autre *minimum* SPM qui fait partie du triangle SPM celui qui mesure en réalité l'inclinaison de la hauteur minimum par rapport au D. promonto-sous-pubien.

J'ai mesuré avec soin ces deux angles sur les graphiques du Dr Pinard et là encore, la pratique s'est trouvée d'accord avec la théorie comme on peut le juger d'après le schéma n° 4, dans lequel la partie blanche représente l'angle promonto-sous-pubien maximum, tandis que la partie noire figure l'angle promonto-sous-pubien minimum.

En résumé, d'après ce schéma on voit que sur les 100 bassins du Dr Pinard *l'angle promonto-sous-pubien maximum* a varié de 35 à 83°, moy. 59° et *l'angle promonto-pubien minimum* de 30° à 74° 5, moy. 52°.

Un seul bassin a eu un angle unique, c'est le n° 60 ; cela prouve que les diamètres promonto-sus-pubien et pro.-pub. min. se confondent, par conséquent que la hauteur totale de la symphyse fait partie du triangle promonto-sous-pubien minimum. Quant au rapport de cet angle promonto-sous-pubien minimum avec la différence de longueur des diamètres promonto-sous-pubien et promonto-pubien minimum, il est bien nettement établi par le schéma n° 4 dont la courbe suit une ligne décroissante à mesure que la différence entre les deux diamètres augmente. En effet, plus l'angle sera petit, plus la différence entre les D. promonto-sous-pubien et promonto-pubien minimum sera grande.

Du reste, pour rendre sensible l'influence de cet angle, prenons des exemples :

Nes	D.pro.sous pub.	D. pro. pub. mi.	Diff.	Hauteur	Angle.
10	11,2	8,8	2,4	3,3	38°
69	11,2	9,5	1,7	3,3	50°

Les bassins n°s 10 et 69 ont même D. promonto-sous-pub. et même hauteur minimum de symphyse, pourtant le premier à 88^{mm} de D. promonto-pubien-min., et le deuxième 95^{mm}, soit 7^{mm} en plus, parce que le premier a un angle qui mesure seulement 38°, tandis que le deuxième mesure 50°.

Les deux bassins qui suivent :

18	8,2	5,6	2,6	3,5	32°
19	8,2	5,6	2,6	3,6	34°

ont les D. promonto-sous-pubien égaux, ainsi que leurs D. promonto-pubien minimum, c'est que les deux degrés en plus de l'angle du second ont compensé le millimètre en plus de la hauteur de la symphyse.

Il serait facile de multiplier les exemples.

Il est donc évident que les trois éléments de notre problème agissent effectivement dans la pratique suivant les lois géométriques, ainsi qu'il était facile de le prévoir.

D'où, théoriquement, pour mesurer le D. promonto-pubien minimum, il faudrait connaître :

1° La longueur du D. promonto-sous-pubien.

2° La hauteur minimum de la symphyse pubienne.

3° L'angle promonto-sous-pubien minimum.

Or, de ces trois dimensions indispensables, les deux dernières restent toujours à l'état d'inconnues car il est impossible de les mesurer sur la femme vivante.....

Comment dans la pratique a-t-on essayé de résoudre la difficulté, c'est ce que nous allons examiner dans la deuxième partie.

DEUXIÈME PARTIE

De la mensuration du diamètre promonto-pubien minimum au point de vue pratique.

Avant de faire construire mon premier pelvimètre, je voulus m'assurer que rien d'analogue n'avait été fait antérieurement, dans ce but il me fallut examiner plus de quatre-vingts instruments de ce genre !.... De cette longue revue rétrospective, indispensable pour mon instruction et ma tranquillité personnelles, je retirai du moins la conviction suivante : que les moyens employés ne donnaient pas tous les résultats désirables puisqu'on en cherchait toujours de nouveaux, et en outre, que ce désidératum si longtemps poursuivi par les médecins devait avoir une bien grande importance à leurs yeux puisqu'ils s'acharnaient dans leurs recherches avec tant de ténacité.

Ces procédés, ces instruments plus ou moins ingénieux ou bizarres, je n'en parlerai pas, m'occupant ici de la mensuration d'un diamètre du bassin et non de faire l'histoire de la pelvimétrie obstétricale.

Une seule méthode est employée actuellement dans la pratique des accouchements, la *méthode digitale*, c'est elle seule que je vais étudier.

LA MÉTHODE DIGITALE

§ I. — *En quoi consiste-t-elle ; comment la pratique-t-on ?*

Voici la description qu'en donne le Professeur Depaul (1) et les précautions qu'il recommande pourla pratiquer sûrement :

« Lorsqu'on veut mesurer au moyen du doigt le diamètre sacro-pubien, le plus communément vicié entre tous, et, par conséquent, celui qu'il importe le plus de connaître et de savoir apprécier, on porte l'indicateur dans le vagin et on le dirige en haut et en arrière de manière à atteindre, si c'est possible, l'angle sacro–vertébral. Ce dernier se reconnaît assez facilement à la saillie qu'il forme et à la dépression qui en résulte au-dessus de l'union du sacrum à la cinquième vertèbre lombaire. Il convient dans cette recherche, de se mettre en garde contre une erreur qui consiste à prendre pour le vrai promontoire, la saillie transversale formée par les deux premières pièces du sacrum, erreur qui parfois est assez difficile à éviter. L'extrémité du doigt étant appliquée sur la saillie sacro-vertébrale on relève la main jusqu'à ce que l'indicateur arrive au contact de la partie inférieure de la symphyse pubienne. En pressant un peu sur ce dernier point on perçoit nettement le ligament triangulaire de l'articulation qui s'imprime en quelque sorte sur le doigt. Afin de bien marquer cette limite antérieure de la ligne qu'on veut mesurer, le doigt, indicateur de l'autre main, doit être glissé avec précaution entre les grandes et les petites lèvres, jusqu'à ce que le bord libre de l'ongle rencontre le doigt introduit dans le vagin. On presse alors avec l'ongle sur ce dernier doigt au point précis qui correspond à la partie inférieure de la symphyse, de manière à produire une empreinte linéaire qui puisse servir de point de repère. Le doigt mensurateur étant ensuite retiré, on le porte immédiatement sur une règle graduée ou sur un mètre, ce qui permet de dire avec sûreté, la longueur de l'intervalle sacro-sous-pubien. Or, comme cet intervalle est représenté par une ligne oblique, plus longue que le diamètre sacro-pubien, dont l'extrémité antérieure répond à la partie supérieure du

(1) Depaul. Dict. des sciences méd. Art. Bassin.

pubis, il est nécessaire d'opérer une réduction, proportionnée à l'épaisseur, à la longueur et au degré d'obliquité de la symphyse. Cette réduction, qui varie de 10 à 15mm, est malheureusement faite par approximation ; une petite inexactitude peut en être la conséquence, mais il est impossible de mieux agir autrement. On sait en effet que les principaux caractères physiques de la symphyse pelvienne sont susceptibles de varier d'un bassin à l'autre, surtout lorsqu'il s'agit de bassins viciés. Cette cause d'erreur, toutefois, est assez légère pour laisser aux résultats de la mensuration digitale une valeur considérable et toujours suffisante.

« Tout en regrettant qu'il soit difficile de l'éviter, nous ne voudrions pas en exagérer l'importance, d'autant plus qu'elle se réduit, le plus souvent, à une différence de quelquelques millimètres en plus ou en moins. »

C'est ainsi qu'on pratique la méthode digitale à la Clinique d'accouchements, c'est du reste le manuel opératoire adopté en France, mais à l'étranger on n'opére pas tout à fait de même. Schrœder donne les indications suivantes (1) :

« On pratique la mensuration en introduisant dans le vagin le médius et l'index de la main gauche appliqués l'un contre l'autre, les autres doigts repliés dans la main et servant à refouler lentement, mais fortement le périnée en haut. En abaissant un peu l'avant-bras pour ne pas aller trop loin en arrière, dans la cavité du sacrum, on cherche à atteindre le promontoire, tandis qu'alors on fixe par le côté cubital la pointe du médius gauche sur le promontoire, on applique fortement le bord radial de la même main dans l'arcade pubienne, alors on porte le bras droit dans la pronation la plus accentuée, de façon que l'articulation du coude regarde directement par en haut et l'on cherche avec la face palmaire de la pointe de l'index droit le point exact où le ligament triangulaire coupe l'index gauche ou son métacarpe. »

(1) Schrœder. Manuel d'acc., trad. par le Dr Charpentier, p. 457, 1875.

En opérant ainsi, on peut gagner un centimètre, même plus, suivant les personnes, et toucher ainsi un promontoire, que l'index seul n'aurait pas atteint.

Tels sont les manuels opératoires enseignés pour pratiquer la mensuration digitale, au sujet de laquelle, du reste, les auteurs sont généralement d'accord, mais où ils diffèrent essentiellement, c'est sur la quantité à déduire du D. promonto-sous-pubien pour évaluer le D. promonto-pubien minimum.

§ II. — *Des causes qui font varier le rapport des diamètres promonto-sous-pubien et promonto-pubien-minimum.*

Dans l'impossibilité de trouver une formule générale qui permît d'évaluer sûrement la longueur du D. prom. pub. min., les accoucheurs ont estimé qu'ils arrivaient à peu près au même résultat en tenant compte des causes qui font varier le rapport des D. prom.-sous-pub. et prom.-pub.-min. Aussi a-t-on étudié avec soin ces causes.

Sans entrer dans des détails historiques, je dois constater tout d'abord, que dès 1841 Van Huevel écrivait sur cette question le passage suivant qui, en quelques lignes, résume à peu près toutes les idées acceptées de nos jours :

« *Si la base du sacrum s'est élevée ou abaissée* par re-
« dressement ou excès de courbure du corps de l'os, *si le*
« *pubis est remonté* avec les branches horizontales, *si sa*
« *hauteur diffère* presque dans chaque bassin ; ou si *sa di-*
« *rection* sur le diamètre antéro-postérieur s'est déviée par
« une espèce de torsion qu'il a subie, soit en dedans, soit
« en dehors, en rapprochant ou en éloignant son bord su-
« périeur du centre de la cavité pelvienne, il est clair que
« dans ce cas la ligne promonto-sous-pubienne éprouvera
« des modifications dans sa longueur... »

J'ai rapporté ce passage textuellement et en entier, me contentant de souligner les points qui nous intéressent, pour montrer que, à part l'épaisseur de symphyse, Van Huevel savait parfaitement quelles sont les causes qui peuvent faire varier le rapport des deux diamètres.

D'ailleurs, toutes ces causes sont admises par les auteurs, ils ne diffèrent que sur l'importance relative de chacune d'elles. Ainsi, dans le Dict. Encyc., le Professeur Depaul dit que la réduction à opérer doit être « *proportionnelle à* « *l'épaisseur, à la longueur et au degré d'obliquité de la* « *symphyse* »; je pourrais citer d'autres ouvrages qui font mention des erreurs dues à ces causes, je préfère me borner et noter que si plusieurs auteurs les mentionnent aucun n'en tire d'indications vraiment pratiques.

Quand on examine un bassin vicié, un simple coup d'œil suffit le plus souvent pour déterminer à quelle partie osseuse est dû le rétrécissement; mais, si tous les os ayant subi des altérations de forme, concourent à le vicier dans son ensemble, il devient presque impossible d'assigner à chaque pièce la part respective qu'elle prend dans la déformation générale.

C'est dans les cas de ce genre que les causes, qui régissent le rapport des deux diamètres, sont difficiles à apprécier, car, multiples et parfois très complexes, leurs effets sont des plus variés. Je vais étudier séparément la valeur respective de chacune d'elles, on pourra concevoir facilement toutes les déformations auxquelles elles peuvent donner lieu en se combinant ensemble.

Ces causes sont, d'après leur importance :

1° La situation du promontoire;

2° La situation de la symphyse pubienne;

3° L'inclinaison de la symphyse pubienne sur le D. promonto-sous-pubien;

4° La hauteur minimum de la symphyse pubienne;

5° L'épaisseur de cette même symphyse;

6° L'attitude générale du corps.

I. — La situation du promontoire. — Le Dr Pinard n'accepte pas la manière de voir de Van Huevel, relativement à l'influence du promontoire sur le rapport de deux diamètres prom.-sous-pub. et prom.-pub.-min., il se range à l'avis de Michaëlis en se basant sur ces faits que « sur des bas- « sins où le promontoire à la même situation, les rapports « des deux diamètres sont extrêmes; et, inversement là, « où ces rapports sont les mêmes, le promontoire est situé « tantôt plus haut, tantôt plus bas. »

Je ne puis accepter l'opinion de Michaëlis soutenue par le Dr Pinard, voici pour quels motifs : Il se peut que certains bassins soient tels, cela n'a rien d'étonnant, mais qu'est-ce que cela prouve, sinon que, dans ces cas, la différence était due non à la situation du promontoire mais à d'autres causes? En effet, pour que la comparaison fut possible, il faudrait que les autres conditions fussent identiques; c'est cette influence des autres éléments qu'il faudrait connaître, et tant qu'elle n'est pas évaluée on ne peut se prononcer sur l'action propre du promontoire dans les bassins auxquels Michaëlis fait allusion.

Du reste, pourquoi ne pas admettre que l'angle sacro-vertébral par sa situation exerce une influence sur le rapport des deux diamètres? Pourquoi admettre que les variations de ce rapport sont dues à la symphyse seule? Pour que cette hypothèse fut admissible, il faudrait que le promontoire restât immobile, ce qui n'est pas, le Dr Pinard le sait mieux que personne, puisque, en décrivant les différents types de bassins viciés, il donne comme caractère principal; « *Un abaissement considérable de l'angle sa-* « *cro-vertébral* » (page 35). « *Un abaissement du pro-* « *montoire.* » (page 40) « *tantôt l'antéversion est due a la* « *position élevée de l'angle sacro-vertébral.* » (page 52) etc.

Or, puisque la situation du promontoire joue un rôle si capital dans les rétrécissements du bassin pourquoi ne pas lui attribuer la part qui lui revient dans les variations du rapport des deux diamètres? Cette conclusion de l'éminent agrégé de l'Ecole est d'autant plus inattendue qu'il avait dit lui-même (à la page 35); « *Comme conséquence de la posi-* « *tion inférieure qu'occupe le promontoire,* les diffé-

« rences de longueur entre les deux diamètres sacro-sus-
« pubien et sacro-sous-pubien sont très peu accentuées. »

Du reste, pour démontrer l'influence de la situation du promontoire sur la quantité à déduire on n'a qu'à se reporter à la figure géométrique ci-contre : (Fig. 2), soit MP, la

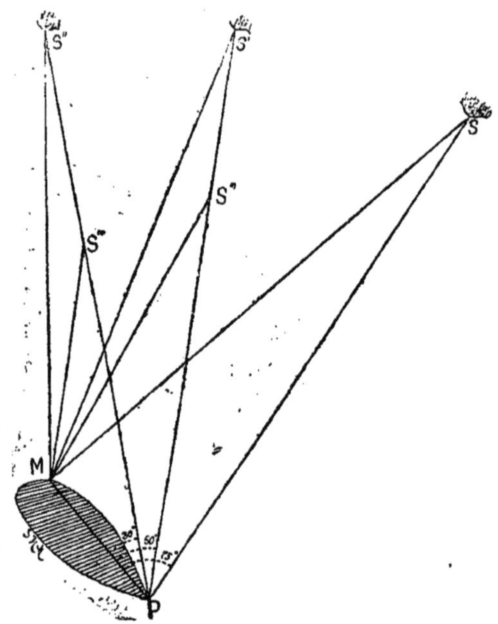

Fig. 2.

hauteur minimum d'une symphyse (= 40 mill.), soit le D. Prom. sous-pub. SP (= 143 mill.), soit SPM, l'angle Prom. sous-pubien (= 75°). (Je prends à dessin les dimensions maxima que j'ai notées dans le travail du Dr Pinard, afin de rendre la différence beaucoup plus sensible). Etant connu, deux côtés du triangle SPM et l'angle compris entre ces deux côtés, nous pouvons déterminer le troisième côté SM, soit 139 mill. pour le D. prom. pub. min.

Donc, pour un bassin qui serait représenté par le triangle SPM, *la déduction à faire serait de 4 mill.*

Si maintenant avec P pour centre et PS pour rayon nous faisons décrire un arc de cercle au point S et que nous le supposions en S' nous avons un nouveau triangle, S'PM dans lequel S'P mesure toujours 143 mill. la hauteur de la symphyse est encore de 40 mill. mais l'angle ne mesure plus que 50°. En évaluant le D. Prom. pub. min. S'M nous trouvons qu'il n'a plus que 121 mill. de longueur, au lieu de 139 mill. et la déduction au lieu de n'être que de 4 mill. doit être de 22 *mill.*

Si au lieu d'un angle de 50° nous en prenons un de 30° la déduction à faire sera de 32 *mill.* (Angle S"PM.)

Dans les trois différentes positions que prend le promontoire en S, S' et S" il s'est mû suivant un arc de cercle S, S', S" qui peut être regardé comme la résultante de deux mouvements suivant deux directions rectangulaires : l'un d'arrière en avant, l'autre de bas en haut. Si on les considère séparément on voit qu'en réalité c'est le mouvement horizontal d'arrière en avant dont l'influence est la plus manifeste puisque la différence (entre les D.prom.-sous-pub. et prom.-pub.-min.) ne varie que de 2 mill. entre les positions S''' et S' (quoiqu'il y ait plus de 40 mill. de différence en hauteur) de même entre les positions S'''' et S" la différence n'est que de 1 mill. (bien que S" soit plus élevé que S'''' de plus de 50 mill.).

Il est intéressant de connaître les limites extrêmes entre lesquelles peut varier la différence qui existe entre la longueur du D. prom.-sous-pub. et la longueur du D. prom.-pub. min. lorsque l'on n'envisage que l'action du promontoire :

A. La différence sera d'autant plus petite que le triangle prom.-sous-pubien minimum se rapprochera davantage d'un triangle isocèle; s'il est isocèle (ou équilatéral) la différence sera nulle ce qui voudra dire que les D. prom.-sous-pub. et prom -pub. min. sont égaux.

B. La différence sera *maximum* : lorsque la longueur du D. prom.-pub. min. ajoutée à la hauteur minimum de la symphyse donnera un total égal à la longueur du D. prom. sous-pub. J'ignore si un cas de ce genre existe, mais il pourrait se présenter : ce serait un bassin chez lequel le promontoire se trouverait situé par rapport au pubis de telle sorte que le D. prom.-sous-pub. longeant le bord postérieur de la symphyse pubienne se confondrait avec sa hauteur minimum, et,par conséquent, se continuerait ensuite avec le D. prom.-pub. min. en un seule et même ligne droite. Ce cas, sinon impossible, du moins bien extraordinaire, offrirait ceci de particulier qu'il n'y aurait pas d'angle promonto-sous-pubien, or le plus petit angle que j'ai mesuré sur la thèse du Dr Pinard n'avait pas moins de 30°.

En résumé on peut dire :

Etant donné un bassin dont l'arc antérieur paraît normal et normalement situé, la différence entre les deux D. prom.-sous-pub. et pro.-pub.-min sera d'autant plus grande :

1° Que le promontoire sera situé plus près de la verticale passant par le point post-pubien.

2° Qu'il sera plus élevé au-dessus du plan horizontal passant par ce même point post-pubien.

II. — La situation de la symphyse. — Tout ce que je viens de dire au sujet de la situation du promontoire est vrai pour la situation de la symphyse, avec cette seule différence que les déplacements de celle-ci ne sont pas si manifestes et d'une étendue si considérable que les changements de situation du promontoire. La symphyse pubienne se meut également de haut en bas et horizontalement ; ce dernier mouvement est le plus important au point de vue de la déduction à faire.

J'ai placé en seconde ligne la situation de la symphyse pubienne pour la rapprocher de la situation du promontoire, car si, au point de vue de l'élément agissant, il y a une différence théorique, il n'en est plus de même dans la pratique ; en effet, il importe peu que ce soit par abaissement du promontoire ou par élévation de la symphyse que la déduction varie du moment que le résultat est identique.

III. — INCLINAISON DE LA SYMPHYSE SUR LE DIAMÈTRE PROMONTO-SOUS-PUBIEN. — J'ai supposé jusqu'ici que l'angle promonto-sous-pubien variait suivant que la position respective du promontoire et du pubis changeait que l'un ou l'autre s'abaissât ou restât fixe ; une cause importante de variation dans le rapport des deux diamètres est due à un mouvement de rotation (Van Huevel dit de torsion) que subit la symphyse autour du point sous-pubien (P. fig. 1) considéré comme centre alors que le promontoire (S) et le point sous-pubien (P) reste immobiles : il est clair que plus le point post-pubien (M) se rapprochera du diamètre prom.-sous-pubien, suivant la direction de M en B, plus l'angle promonto-sous-pubien SPM diminuera et plus la différence sera grande entre les deux diamètres.

Nous pouvons formuler ainsi l'effet de ce mouvement de rotation.

Toutes choses égales d'ailleurs, la différence entre les deux D. prom-sous-pub et prom-pub-min sera d'autant plus grande que l'angle promonto-sous-pubien minimum sera plus petit. (Voir le schéma n° 3 et ce que j'ai dit à ce sujet p. 21.)

IV. — HAUTEUR MINIMUM DE LA SYMPHYSE PUBIENNE. — C'est encore un facteur important, je me suis efforcé de démontrer que l'on ne devait pas s'occuper de la hauteur totale de la symphyse du pubis (voir p. 18 à 21.)

La différence entre les deux diamètres sera d'autant plus grande que la hauteur minimum de la symphyse pubienne sera plus développée (voir schéma n° 4).

V. — EPAISSEUR DE LA SYMPHYSE PUBIENNE. — Mme Boivin a signalé son influence, et depuis, tous les auteurs admettent que l'épaisseur des os du pubis fait varier le rapport des deux diamètres. Là, encore, il me semble qu'il y a une distinction à faire : La coupe de la symphyse pubienne offre à peu près la forme d'une lentille irrégulière dont les faces peuvent être biconvexes ou plano-convexes; or, si la face postérieure de la symphyse est bombée (point post-pubien saillant, p. 14), son influence se fera sentir, mais si c'est, au contraire, la face antérieure qui est seule convexe, l'épaisseur totale de la symphyse n'aura aucune influence sur le rétrécissement et il importera peu de savoir quelle est sa dimension.

Il faut ajouter, en outre, que la plus grande épaisseur de la symphyse ne se trouve pas forcément au niveau du point post-pubien, d'où il s'ensuit que cette donnée ne fournit pas toujours des renseignements sur lesquels on puisse compter.

Du reste, un coup d'œil jeté sur le schéma n° 5, suffit pour montrer ce qui en est : en effet, on y voit que l'épaisseur de la symphyse a varié de 6 à 21 mill., soit pour la moyenne totale 12 mill., en chiffres ronds, qu'elle croît en même temps que la différence entre les deux diamètres, mais cette ligne ascendante quoique nette est interrompue dans la première moitié par de nombreux sommets et dans la deuxième moitié par des creux qui ne sont pas en rapport avec le lieu dans lequel ils se trouvent, c'est ainsi que sur les 50 premiers bassins 23 ont une symphyse dont l'épaisseur atteint ou dépasse la moyenne, tandis que par leur position dans le schéma ces bassins devraient avoir une épaisseur bien au dessous de la moyenne.

En somme, l'influence de l'épaisseur totale de la symphyse pubienne n'est réellement appréciable qu'aux deux extrémités du schéma, et encore y a-t-il de nombreuses exceptions.

VI. — De l'attitude générale du corps. — A la suite d'observations sur le cadavre et le vivant M. Zaglas a démontré que pendant la station debout le promontoire n'était pas aussi saillant dans l'excavation qu'il l'est, lorsque la femme est assise et surtout lorsque dans cette dernière position elle se penche fortement en avant, cette attitude imprimant au sacrum un mouvement, *mouvement de nuta-*

tion que Matthews Duncan a évalué à 4 et même 6 mill (1).

Ce déplacement du promontoire n'exerce qu'une influence insignifiante sur le rapport des deux diamètres. Je ne cite cette cause que pour être complet et que pour reproduire une expérience que j'ai faite à la Clinique dans le but de vérifier ce mouvement du promontoire signalé par Matthews Duncan et M. Zaglas. Voici le procédé que j'ai mis en pratique :

J'ai planté au milieu de l'articulation de la dernière vertèbre lombaire et de la première sacrée une fiche de fer sur laquelle était articulée une tige rigide, droite et graduée en millim ; sur le bord supérieur de la symphyse pubienne j'ai fixé un petit fer à cheval qui empêchait la tige de se déplacer latéralement et servait en outre de point de repère. Cela fait j'ai noté à quelle division de la tige correspondait le fer à cheval, le cadavre étant allongé horizontalement, le chiffre ainsi obtenu me donnait exactement la longueur du D. prom-sus-pub.

Faisant alors relever le thorax (les membres inférieurs étant immobilisés sur la table) de façon à le placer perpendiculairement aux cuisses, j'ai noté que le D. pro-sus-pub. avait diminué de 4 mill. 5.

Le corps ayant été a nouveau placé horizontalement nous l'avons tiré en dehors de la table jusqu'à ce que le bord de celle-ci fut placé suivant une ligne passant par le milieu des symphyses sacro-iliaques, puis tandis qu'on maintenait par les aisselles le thorax immobilisé sur la table, j'ai laissé tomber les membres inférieurs perpendiculairement au sol. Le D. prom-sus-pub. était augmenté de 2 mill. 5.

La femme avec laquelle j'ai fait cette expérience avait succombé en deux ou trois jours à la suite d'éclampsie, par conséquent les articulations du bassin étaient dans l'état où elles sont pour toute grossesse normale.

(1) Matthews Duncan. Sur le mécanisme de l'acc., etc., trad. par le Dr Budin, 1876, p. 160.

Telles sont les causes qui font varier le rapport des D. prom.-sous-pub. et prom.-pub.-minimum. Comme on vient de le voir chacune d'elles offre de tels écarts qu'il est difficile d'en tirer des indications pratiques si l'on veut obtenir une *mensuration* véritable, mais ces causes peuvent fournir des indications cliniques utiles, si l'on se contente d'une simple *approximation.*

En résumé il est impossible de dire quelle est la quantité qu'il faut déduire du D. prom. – sous - pub. pour avoir la dimension exacte du D. prom.-pub.-min., si l'on se contente de l'examen des parties osseuses du bassin, car cela revient à peu près à ceci : évaluer le côté d'un triangle, étant donné un de ses côtés et une déduction arbitraire variant de 5 à 20 millim... Ce sera le sujet du paragraphe suivant.

§ III. — *Quelle quantité faut-il retrancher du diamètre promonto-sous-pubien pour connaître le diamètre promonto-pubien-minimum?*

Si l'on voulait aller chercher autre part que dans les faits des arguments contre la méthode digitale on pourrait faire la remarque suivante : la preuve que la méthode digitale n'est pas *une méthode mathématiquement exacte mais seulement de mensuration approximative*, c'est que les auteurs n'ont jamais pu s'entendre sur la quantité qu'il faut retrancher du D. prom.-sous-pub, pour connaître la longueur du D. prom.-pub.-min.

Si encore les auteurs ne différaient entre eux que de quelques millimètres, cela ne serait rien, mais d'A. Leroy et Jacquemier qui estiment la déduction 6 mill. à Maygrier qui l'évalue à 20 mill. il n'y a qu'un écart de 14 mill. !...

Il y a dans ce fait une portée d'une certaine valeur.

Pourquoi des accoucheurs tels que les Dubois, les Nægelé, les Michaëlis et tant d'autres anssi compétents n'ont-ils pu se mettre d'accord pour adopter une commune mesure?

Pourquoi ont-ils choisi chacun un chiffre différent, l'estimant le meilleur, et pourquoi l'ayant choisi ont-ils pu soutenir de bonne foi que leur déduction était seule la vraie?... L'explication est facile : c'est qu'ils avaient tous raison. Le bassin normal restant encore à trouver, ces accoucheurs guidés par leur expérience personnelle s'étaient fait chacun un type de bassin normal d'après lequel ils avaient calculé la déduction à faire, de sorte que quand celle-ci était suffisamment approximative ils estimaient le bassin mesuré conforme à leur prototype idéal; par contre ils considéraient comme des exceptions tous ceux qui s'en éloignaient. Si bien que l'exception des uns se rapprochant du type normal des autres et inversement ils pouvaient individuellement soutenir l'excellence de leur déduction sans jamais arriver à convaincre ceux qui en admettaient une autre.

Cela seul suffirait à prouver que c'est à la mensuration directe qu'on devrait avoir recours.

Somme tout, voici les chiffres généralement admis actuellement :

Le Professeur Pajot déduit.............	1 cent.
Playfair.......	1 — 2
Schrœder.............................	1 — 3/4

A la Clinique d'accouchements le Professeur Depaul déduit 1 cent, 5.

A la Maternité le Dr Tarnier, au dire du Dr Pinard, (1) fait noter sur les feuilles d'observations le D. prom.-sous.-pub. *sans déduction*, se réservant de faire celle-ci suivant les cas.

En résumé, les auteurs admettent qu'en général la déduction peut varier de 5 à 20 mill., mais dans l'espèce on est très embarrassé pour choisir la déduction convenable.

La question en était là lorsqu'en 1878 Dr Pinard fit paraître son travail sur les *Vices de conformation du bassin* etc., Dans cette étude si travaillée, où se trouve une description magistrale des différents types de bassins viciés, l'auteur

(1) Pinard, loco cit., p. 11.

s'est efforcé de « rechercher dans quelles circonstances la « pelvimétrie digitale pouvait faire commettre des erreurs, » et termine par ces conclusions qui sont pour ainsi dire le résumé de ses recherches :

« Certainement si on déduit constamment 1 cent. 5, on « peut commettre des erreurs regrettables, mais pourquoi « accepter une déduction constante. Là est le défaut. Nous « l'avons déjà dit, elle doit être proportionnée, surtout à la « hauteur et à la direction de la symphyse et quelque peu « à l'épaisseur. Chaque fois que chez une femme la sym- « physe mesurera 4 cent. et au-dessus, on devra déduire de « 1 cent. 5 à 2. Au-dessous de 4 cent. de 1 cent. 5 à « 1 cent. »

Le Dr Pinard dit avec raison qu'il ne faut pas accepter une déduction constante, mais en même temps qu'il indiquait le défaut il aurait bien dû enseigner le moyen de l'éviter. Il y a bien dans son travail une indication au sujet de la hauteur de la symphyse, mais j'ai cherché en vain une indication pratique au sujet de *l'épaisseur* et de la *direction* de cette même symphyse. En outre il eût été intéressant pour le praticien de savoir comment il devait s'y prendre pour obtenir ces mensurations indispensables et de quels instruments on devait se servir ; d'autant mieux que, si jusqu'à un certain point, on peut mesurer l'épaisseur de la symphyse (ce qui est le moins important à connaître), si même à la rigueur on peut par à peu près mesurer sa hauteur (quoique le développement des tissus antépubiens soit le plus souvent une cause notable d'erreur), il est de toute impossibilité de mesurer sa direction, c'est-à-dire l'angle prom.-sous.-pub. maximum. Puis d'ailleurs proposer pour certains bassins une déduction de 10 à 15 mill. et pour d'autres de 15 à 20 mill. cela revient à peu près au même que de prendre 15 mill. comme déduction constante, puisque dans l'un ou l'autre cas on manque d'une donnée précise qui fasse choisir la première plutôt que la seconde de ces déductions.

En effet, la hauteur de la symphyse peut induire très

souvent en erreur. — Pour le prouver nous n'avons qu'à examiner les 100 graphiques du Dr Pinard au point de vue du rapport de la hauteur de la symphyse avec la déduction à faire (V. Schéma, n° 3) et nous voyons que pour 69 d'entre eux la symphyse mesure moins de 4 cent. il faudrait donc pour ces bassins ne déduire que de 10 mill. à 15 mill. et pourtant 22 parmi ces 69 bassins exigeraient une déduction de 16 à 24 mill. sans parler de 8 autres qui nécessiteraient une déduction inférieure à 10 mill. Bien mieux si l'on envisage les 58 bassins pour lesquels il faut déduire de 15 à 20mm (du bassin n° 3 du tableau schématique jusqu'au dernier) au lieu de trouver seulement, ainsi que le voudrait la règle du Dr Pinard, des symphyses pubiennes mesurant 40mm et au delà, nous n'en comptons que 26, tandis qu'il y en a 32 qui meserent 39mm ou beaucoup moins encore.

En outre, défalquer de 10 à 15 mill. expose à commettre par cela seul une erreur de 5 mill.; de même, quand il faudra choisir entre 15 et 20 mill. Or, cette erreur déjà importante par elle-même au point de vue de la détermination à prendre deviendra bien plus grave si justement elle s'additionne avec une erreur commise déjà par la déduction choisie d'après la hauteur de la symphyse pubienne. Je prends des exemples : le bassin n° 6 a une symphyse dont la hauteur mesure 25 mill.; suivant les indications du Dr Pinard, il faudrait déduire de 10 à 15 mill., mais comme la symphyse est très peu élevée on choisirait plutôt la déduction de 10 mill. et l'on commettrait ainsi une erreur totale de 8 mill. Avec le n° 63, dont la hauteur est de 35 mill., l'erreur serait de 15 mill. — De même pour les nos 92 et 93, dont les hauteurs mesurent 44 mill., si l'on déduisait 20 mill., on se tromperait de 10 mill.; pour le n° 96, l'erreur serait de 8 mill., etc. — Enfin, il faut ajouter à ces erreurs toutes théoriques celles qu'il est impossible de ne pas commettre dans la pratique, alors qu'il s'agit non d'un bassin sec, mais d'un bassin revêtu des parties molles et alors que l'examen au lieu de se borner à une mensuration *directe et à vue* d'os à os, se compliquera de toutes les difficultés que présente la mensuration pelvienne sur la femme vivante.

Par conséquent, pour certains cas la hauteur seule de la symphyse peut servir dans le choix de la déduction, mais cette donnée n'est pas suffisamment sûre pour qu'on puisse s'en contenter en toutes circonstances.

Le praticien reste donc, en présence d'un cas difficile, dans l'incertitude la plus grande au sujet de la déduction à faire, car si, pour des hommes d'une grande compétence et d'une expérience à toute épreuve, l'examen des parties osseuses peut être un guide suffisant, il faut avouer que le jeune médecin se trouve entièrement désarmé.

§ IV. — *De la fréquence des cas où la méthode digitale fait commettre des erreurs notables.*

J'ai, à plusieurs reprises, entendu des médecins s'occupant d'accouchements depuis longues années affirmer que les bassins rétrécis étaient excessivement rares dans la clientèle urbaine; certains de ces praticiens n'en ayant jamais rencontré, tiraient même cette conclusion que les rétrécissements pelviens n'existaient que dans les hôpitaux.

Cela est vrai jusqu'à un certain point, la clientèle aisée étant moins exposée au rachitisme et l'hôpital étant en outre le rendez-vous de tous les cas difficiles; mais de là à croire que dans la clientèle quotidienne des grandes villes on n'est pas exposé à rencontrer des rétrécissements du bassin, il y a loin; des confrères moins favorisés par le hasard sont là pour le leur affirmer. Cette idée, trop accréditée, peut occasionner de graves mécomptes à un débutant en lui donnant une fausse quiétude dont son examen pourrait bien se ressentir, car convaincu que les angusties pelviennes sont très rares il ne procéderait pas à l'exploration des parties osseuses avec tout le soin désirable.

Aussi qu'arrive-t-il le plus souvent?

Une femme est en travail, elle a été peu ou point examinée pendant sa grossesse, les douleurs durent depuis plusieurs heures, on finit par songer à un rétrécissement, on la touche avec soin et l'on constate que le détroit supérieur est rétréci; on la mesure le mieux possible, l'angustie *ne paraissant* pas considérable, *on veut laisser faire la nature* avant d'appliquer le forceps; mais la nature oubliant de faire son devoir le médecin est obligé de faire le sien, il applique avec soin son instrument et fait des tractions modérées, puis de plus en plus vigoureuses, jusqu'à ce qu'il soit bien convaincu que la tête ne passera pas; il laisse alors le forceps pour pratiquer l'embryotomie. Résultat final : mort du fœtus et le plus souvent mort de la mère, alors que si l'on avait connu le véritable degré de l'angustie, l'on aurait pu prendre une autre détermination et sauver peut-être deux existences.

L'autopsie n'étant pas faite, on ignore quelle était la dimension exacte du rétrécissement et, le serait-elle, on ne se donne pas même la peine de vérifier la mensuration prise pendant la vie de la parturiente, témoin les 50 autopsies mentionnées par Lauth (1), pour lesquelles ce contrôle n'a été fait que deux ou trois fois (2).

Il est vrai que nombre d'auteurs, à propos d'opérations césariennes, se contentent de donner des indications comme celles-ci : « *le bassin avait de deux à trois pouces* », ou bien : « *il y avait un très fort rétrécissement d'avant en arrière.* »

De là une absence regrettable de documents qui pourraient fixer sur la valeur des moyens employés pour mesurer le bassin.

Je vais cependant rapporter un certain nombre de cas où la méthode digitale a fait commettre des erreurs graves.

Aux auteurs cités par le Dr Pinard comme ayant signalé des erreurs notables dues à cette méthode, Mme Lachapelle,

(1) Lauth. De l'embryothlasie, th. Strasbourg, 1863.

(2) Baudelocque. *In* Recherches sur l'opér. césar., 1799, rapporte 56 autopsies et donne la dimension du bassin, mais il ne dit pas une fois quelle estimation avait été faite tandis que la femme vivait.

Bakker, Gittermann, Wellemberg, van Huevel, Boddaert, Jacquemier, Michaelis et P. Dubois, j'ajouterai les suivants :

I. Observation de Coutouly et Lauverjat (1). — « Nous estimâmes que le diamètre antéro-postérieur du détroit supérieur ne présentait qu'un écart de 2 pouces 1/2 au plus (6^c,7). Je pratiquai l'opération césarienne ; la malheureuse femme mourut cinq jours après et nous eûmes la douleur de nous assurer que le détroit supérieur de son bassin avait *un peu plus de* 3 *pouces* (8^c,1). »

C'est-à-dire que l'erreur commise devait être bien près de 2 *centimètres.*

Il termine ainsi : « *Cette erreur, dont l'aveu blesse infiniment moins mon amour-propre qu'elle n'excite mes regrets et ma sensibilité*, me fit prendre la résolution d'inventer *un moyen mécanique* qui pût être employé par tous les praticiens et donnât les mêmes résultats quand il serait tenu par des mains plus ou moins habiles. »

Il ajoute plus loin : « Ne suis-je pas en droit de dire actuellement qu'on aurait abandonné depuis longtemps ce guide trompeur, si tous les accoucheurs, même les plus célèbres, avaient publié les erreurs dans lesquelles il les a jetés. »

II. Baudelocque (*in Mémoires et observations sur différents sujets relatifs à l'art des accouchements*, p. 115. Extrait du procès-verbal fait au moment du travail de la femme Vespres, etc.). — « Le bassin difforme extérieurement nous a paru par le toucher n'avoir que 2 pouces 1/2 de la saillie du sacrum à la symphyse du pubis (6^c,7). »

(P. 117.) A l'autopsie on constate que : « l'intervalle réel de la symphyse à l'os sacrum au diamètre antéro-postérieur du détroit supérieur le cadavre non disséqué s'est trouvé de 1 pouce 10 lignes (4^c, 9). » Soit 18 *millim.* de moins que ce qu'on l'avait estimé.

III. Thèse de Lauth (loc. cit.) observ. III. « ... Le doigt arrivait sans difficulté à la saillie sacro-vertébrale, on avait estimé le dia-

(1) Coutouly. Mémoires sur différents sujets, 1807, p. 113 et 119.

mètre sacro-sous-pubien à 9 centim. et le diamètre antéro-postérieur à 8^c,5, mais cette évaluation était trop forte.... Après la délivrance on mesura le diamètre antéro-postérieur du détroit supérieur avec le pelvimètre de Van Huevel et on obtint pour toute la longueur de l'angle sacro-vertébral à la symphyse pubienne extérieurement, 8 centim. Epaisseur du pubis, 2 cent. Restaient 6 centim. » Le diamètre promonto-pubien minimum avait 2 *centimètres* 1/2 *de moins* que ce qu'on l'avait estimé.

IV. *Ibid.*, observ. II. — Le diamètre antéro-postérieur mesuré avec le Van Huevel donne 74 millim. par le toucher vaginal on atteint le promontoire; plus loin l'auteur dit que touché une autre fois le même diamètre a été estimé égal à 81 millim. A l'autopsie, le diamètre sacro-pubien n'avait que 5 centim., soit 2 *centim.* 1/2 *de moins* que la plus petite estimation faite du vivant de la femme.

Il y a bien deux ou trois autres observations d'erreurs graves, mais elles ne sont pas assez complètes pour que je les rapporte.

V. M. Barrier, à Lyon, pratique l'opération césarienne sur une femme dont le diamètre antéro postérieur est estimé au moyen du doigt de 67 à 74 millim.; à l'autopsie on constate qu'il mesurait 81 millim., soit une erreur de 7 *à* 14 *millim.* suivant le choix de l'une ou l'autre estimation. (Gaz. des hôpitaux, 1851, p. 366.)

VI. Observ. de Huguier. — A ce sujet Danyau fait la remarque suivante (Société de chirurgie, 14 avril 1852) : « ... La mensuration avec l'index qui donne pour la distance sacro-sous-pubienne 9 centim. aurait dû faire présumer, au moment de prendre un parti, une viciation moindre au détroit supérieur... »
Cependant le diamètre rétréci n'a que 60 millim., mesuré directement, soit une erreur *de* 15 *à* 20 *millim.* commise par la méthode digitale.

VII. Observ. de Pajot. (De la céphalotripsie sans tractions, *in* Arch. gén. méd., 1863, p. 513.) — « Le bassin mesuré à diverses reprises nous a toujours donné $6^c,5$ après déduction... » A l'autopsie il « ... ne présente guère en réalité plus de 5 cent. pour le passage de la tête. » *Soit* 15 *millim. d'erreur*.

Je termine mes citations par ce dernier fait qui me paraît des plus concluants, car si un accoucheur expérimenté, comme l'est le Prof. Pajot, a pu commettre une erreur d'évaluation aussi grave, on ne doit pas s'étonner que ces erreurs puissent se produire en d'autres circonstances moins favorables.

Pour mon compte, je puis rapporter trois faits plus récents et inédits, dont j'ai été le témoin. Il me sera d'autant plus facile de les relater, qu'à leur sujet, la responsabilité de personne ne peut être mise en jeu.

VIII. (1re observation personnelle. Résumé.) — Primipare, 28 ans, bonne constitution, rien à signaler. Dernières règles, 26 novembre 1378. Entrée à la Clinique le 18 août 1879, morte le même jour à 11 h. 20 soir, après 37 attaques d'éclampsie, la première ayant eu lieu à 4 h. 30 du matin.

Sommet O. I. D. P. réduite spontanément ; expulsion spontanée à 5 h. 10 du matin ; enfant vivant pèse 1,640 grammes.

Cette femme avait été apportée dans le coma; peu de temps après elle accouchait spontanément, par conséquent il n'y avait pas lieu de songer à un bassin rétréci ; pourtant le diamètre promonto-pubien-minimum ne mesurait que $8^c,4$; le diamètre promonto-sous-pubien mesurait $10^c,9$, il y avait donc entre les deux une différence de 2 *cent.* 5 *mill.* (V. Exp. 5, p. 51.)

IX. (2e observation personnelle. Résumé.) Lit no 12. Décès du 23 octobre 1879. Primipare, 19 ans environ, constitution robuste, taille $1^m,57$, pas de traces de rachitisme.

Cette femme avait été apportée en travail. Le Dr Budin essaya de mesurer le rétrécissement, il atteignit difficilement une partie osseuse saillante, mais gêné par une bosse séro-sanguine très volumineuse il déclara qu'il ne pouvait déterminer si c'était l'angle sacro-vertébral ou la face antérieure du sacrum que son doigt avait touché, la longueur ainsi obtenue était de 9c,5 (1).

Céphalotripsie. Péritonite, mort.

A l'autopsie, le diamètre promonto-pubien minimum mesurait 8c,2, et le promonto-sous-pubien 10c,8, soit une différence de 2 *centim.* 6 *millim*,...

Ce bassin ainsi que le précédent a été conservé et fait partie de la collection du Professeur Depaul.

Si l'on avait eu à mesurer ces deux bassins d'après la méthode digitale et si l'on avait déduit de 10 à 15 millim. pour tous les deux (puisque la hauteur de leurs symphyses est 32 et 38 millim.) on aurait commis une erreur de 10 à 15 millim. pour le premier et une erreur de 11 à 16 millim. pour le second.

Le hasard seul a fait éviter ces deux erreurs.

X. (3e observation personnelle. Résumé.) — Juillet 1879, no 27, Henriette J..., 19 ans, primipare, rachitique, taille bien au-dessous de la moyenne, jambes incurvées assez fortement, raconte qu'elle a passé deux ans à Sainte-Eugénie, qu'elle a seulement commencé à marcher à 4 ans et définitivement à 7 ans. — ... Bassin est légèrement vicié, angle sacro-vertébral est accessible, il est dévié à droite. Le diamètre promonto-sous-pubien mesuré suivant la méthode digitale par le Dr Charpentier, suppléant le Professeur Depaul, a donné 95 millim. ; mesuré par le Dr Budin, 94 millim. ; par le Dr Porak, 98 millim. Par conséquent en réduisant de 10 à 15 millim. (la symphyse pubienne paraissant peu élevée), le diamètre promonto-pubien minimum devait être estimé de 80 à 85 millim. Voici comment l'accouchement eut lieu : O. I. G. A. ; premières douleurs, le 29 septembre à 9 heures soir ; rupture artificielle des membranes, le 30 à midi ; terminaison à 1 h. 30. — Cette petite femme qui était très courageuse *poussait* avec beaucoup d'énergie, ce qui explique les lésions constatées sur la tête de l'enfant. Poids : 2,940 gram., longueur 470 millimètres. Diamètre de la tête : occipito-frontal, 115 millim. ; occipito-mentonnier, 135 millim. ; bipariétal, 85 millim ; sous-occipito-bregmatique, 95 millim. Bitem-

(1) On a reconnu à l'autopsie que cette saillie était due à l'articulation des deux premières vertèbres sacrées, car de cette saillie au pubis la distance était de 9c,4.

PORAL, 75 MILLIM (1). La tête examinée peu de temps après le travail présentait ceci à remarquer, c'est que tous les diamètres étant normaux ou à peu près, le bitemporal seul était plus petit qu'il n'aurait dû l'être, cela était dû : 1° à un enfoncement très marqué du temporal gauche sur lequel on voyait la reproduction exacte du promontoire lequel semblait avoir été moulé par lui ; 2° à un enfoncement sur le pariétal droit (tout près du temporal) beaucoup moins marqué, ayant de 10 à 20 millim. de diamètre, paraissait produit par une pointe mousse, (*point post-pubien saillant*), de celui-ci partait un sillon rouge de 20 à 30 millim. de longueur, allant de haut en bas et dû au frottement de la partie osseuse qui avait produit l'enfoncement. C'est ce diamètre de la tête qui avait seulement 75 millim., il correspondait nettement avec le diamètre promonto-pubien minimum et était dû au rétrécissement antéro-postérieur du bassin. Or, comme certainement la tête a dû revenir sur elle-même avant que l'accouchement n'ait été terminé, que l'enfant ait été nettoyé, etc., nous sommes en droit de croire que le Diamètre promonto-pubien minimum chez cette femme mesure 70 à 75 millim. au plus.

Ce qui par conséquent ferait que l'estimation par la méthode digitale serait *trop forte de* 10 *millim. environ.*

Le Dr Budin m'a fait constater ces lésions, c'est lui-même qui a mesuré la tête de l'enfant, par conséquent ce fait présente toute l'authenticité désirable.

Avant de terminer ce sujet, je dois faire remarquer les nombreux cas d'erreurs graves qu'*ont dû* ou qu'*auraient pu* faire commettre les 100 bassins reproduits par le Dr Pinard, faits d'autant plus concluants qu'on ne pourra accuser en aucune manière l'habileté de celui qui aurait mesuré ces bassins alors que les femmes vivaient, puisqu'il s'agit ici de mensurations prises sur le squelette et, par conséquent, d'erreurs dues seulement aux vices de forme.

Je ne saurais trop attirer l'attention sur les chiffres qui suivent.

(1) Rigoureusement ce n'était pas le D. bitemporal mais un diamètre oblique allant d'un pariétal au temporal du côté opposé.

Si l'on déduit d'une façon constante :

a. 10mm,61 bass. s. 100 donnent une erreur variant de 6 à 16mm

b. 15mm,34 — — — 5 à 11mm

c. 20mm,58 — — — 5 à 16mm

C'est-à-dire que pour l'estimation du D. prom.-pub.-min. en choisissant la déduction constante de 15 mill. (celle qui donne le moins d'erreur) ON AURAIT COMMIS UNE ERREUR (EN PLUS OU EN MOINS) DE 5 A 11 MILL., UNE FOIS SUR TROIS.

Certes, je suis loin d'admettre cette proportion dans la fréquence des erreurs graves dues à la méthode digitale, mais il me semble que ces erreurs sont beaucoup moins rares qu'on ne l'admet généralement. Le manque de document, l'absence de mensuration pelviennes suffisamment nombreuses font qu'il n'est pas possible d'émettre une opinion raisonnée sur ce point important de la pelvimétrie obstétricale; mais poussant les choses plus loin et admettant qu'il n'y eût qu'*une* erreur grave sur 100,000 accouchements, n'est-on pas en droit de chercher à éviter cette erreur, si faire se peut, et sauver ainsi une existence de plus?...

En résumé, bien que supérieure à tous les autres procédés, la mensuration digitale est loin de présenter la certitude absolue dont on a besoin, surtout alors qu'un demi-centimètre peut faire prendre une détermination plutôt qu'une autre.

Je terminerai par ce que Litzman (1) disait à ce sujet, dans une de ses leçons :

« La mensuration du bassin, même pratiquée avec le plus « grand soin, n'est pas absolue, *et l'homme le plus expé-« rimenté peut se tromper dans sa mensuration* D'UN « CENTIMÈTRE ET MÊME PLUS. »

(1) Litzmann. Du traitement de l'accouchement, etc., trad. par le Dr Charpentier *in* Arch. de Tocologie, février 1877.

TROISIÈME PARTIE

D'un pelvimètre servant à mesurer directement le diamètre promonto-pubien minimum.

Après ce que nous venons de voir il est facile de juger combien peu la méthode digitale se rapproche des règles géométriques. Est-il possible de tout accorder, c'est-à-dire peut-on trouver un pelvimètre *pratique et mathématique*?

Nous allons essayer de prouver qu'un instrument de ce genre est réalisable.

Cette idée qu'on ne peut pas mesurer *directement* le D. prom.-pub.-min, a détourné la pelvimétrie instrumentale de sa voie naturelle et l'a empêchée de donner les résultats qu'on en attendait. On a créé des méthodes mixtes, indirectes, etc..., plus compliquées les unes que les autres et d'autant plus sujettes à induire en erreur. Si l'on ajoute à cela les difficultés d'application d'instruments qui, incommodes à tenir, se placent rarement où l'on veut et n'y restent pas tout le temps de la mensuration, l'on comprendra le discrédit dont jouissent les pelvimètres.

Mais ne serait-il pas possible de faire mieux ?...

Voici comment j'ai été conduit à m'occuper de pelvimétrie instrumentale et par quels tâtonnements je suis passé avant de réaliser mon pelvimètre direct.

Au commencement de l'année 1879 un cas de léger rétrécissement chez une femme accouchée à la Clinique, avait amené le Dr Budin à me parler du bassin plat en dehors du rachitisme et de l'intérêt scientifique que ce sujet présentait ; je me mis d'après ses conseils et ses indications à faire diverses recherches dans ce sens. Un point m'arrêta tout d'abord : il fallait mesurer avec le plus grand soin certaines femmes avant leur accouchement de manière à avoir la dimension exacte de leur bassin, puis les mettre en observation durant le travail et essayer en comparant un certain nombre de faits ainsi recueillis d'arriver à des conclusions si faire se pouvait. Or, comment allions nous mesurer le bassin de ces femmes ? De quel pelvimètre nous servirions-nous ? Car pour des recherches semblables la méthode digitale et sa déduction aléatoire ne pouvait nous convenir puisqu'il nous fallait dire, à quelques millimètres près, le degré de rétrécissement de chaque bassin, sans quoi notre travail n'avait aucune base sérieuse. Il était indispensable d'avoir un instrument sur lequel on put compter.

Ainsi commencèrent mes recherches sur la pelvimétrie instrumentale.

Parti de cette idée que bien souvent le doigt est trop court pour mesurer certains rétrécissements, j'avais imaginé un mécanisme pour remplacer le tact digital et cela m'avait conduit à construire le pelvimètre électrique.

I. Du pelvimètre électrique.

Je ne parle de cet instrument que pour rapporter les expériences auxquelles il a donné lieu. J'en décrirai seulement l'extrémité interne, celle qui s'appuyait au promontoire ; quant au curseur qui l'accompagnait c'est à peu de chose près le même que celui de mon pelvimètre actuel.

L'extrémité interne du pelvimètre électrique présentait un angle rentrant, au-dessous duquel se trouvait un ressort, écarté normalement de cet angle ; quand on pressait légèrement sur ce ressort il mettait en contact deux fils électriques contenus dans la tige de l'instrument et le courant galvanique ainsi établi faisait vibrer un trembleur.

Le principe sur lequel reposait le fonctionnement de ce

mécanisme était simple : tant que l'extrémité de l'instrument se trouvait en contact avec surface plano-concave de bas en haut et d'arrière en avant (face antérieur du sacrum), le ressort, protégé par l'angle rentrant, restait écarté de la tige, mais dès que l'extrémité de celle-ci changeant de direction rencontrait et dépassait une saillie le ressort pressé par celle-ci faisait vibrer le trembleur.

D'où l'on savait tout le temps de la mensuration que l'on était sur le promontoire et non ailleurs.

Les expériences faites avec le pelvimètre électrique ont donné les résultats satisfaisants que j'en attendais. Je les ai divisées en trois séries :

1e Série. Expériences sur le bassin sec.

2e Série. Expériences sur le bassin recouvert des parties molles.

3e Série. Mensurations sur la femme vivante.

A. *Expériences sur le bassin sec.* — Avec la permission de M. le Professeur Depaul j'ai pris au hasard dans sa collection quinze bassins parmi les plus viciés et j'ai appliqué mon instrument. La mensuration a été contrôlée immédiatement au moyen du compas d'épaisseur que le Dr Budin a fait construire pour mesurer la tête des nouveau-nés. Les chiffres ont concordé de part et d'autre, mais l'intérêt principal était de savoir si l'angle de l'instrument s'appliquerait exactement à tous les promontoires. Malgré les viciations les plus prononcées l'expérience a toujours réussi excepté pour le bassin inscrit sous le n° F. 24; l'instrument avait été bien appliqué le trembleur avait vibré mais le diamètre mesuré par mon pelvimètre n'était pas le plus petit du détroit supérieur; par le fait mon pelvimètre avait bien mesuré le D pro.-pub.-min, mais il existait au-dessus du promontoire une saillie très prononcée formée par la 5e vertèbre lombaire si bien qu'en cet endroit la distance qui séparait la colonne vertébrale du bassin était de 5 ou 6 mill. plus petite que le D. prom.-pub.-minimum. En un mot on avait affaire à un *pelvis obtecta*. Mon pelvimètre commettait une erreur notable, mais il eût été bien difficile, sinon impossible, de mesurer un tel bassin sur la femme vivante, même avec la méthode digitale. Pour un certain nombre de ces expériences le Dr Budin a bien voulu contrôler mes mensurations.

B. *Expériences sur le cadavre.* — Je vais décrire une fois pour toutes le manuel opératoire que j'ai suivi : lorsqu'une femme avait succombé à la Clinique d'accouchements, avant de procéder à l'autopsie, je mesurais avec mon pelvimètre le bassin de cette femme, comme si elle eût été vivante, puis une ou plusieurs des personnes présentes mesuraient suivant la méthode digitale le même bassin et disaient qu'elle était leur évaluation, on comparait les chiffres et après que les organes pelviens avaient été examinés et enlevés on mesurait directement le D. prom.-pub.-min avec le compas de Budin, un autre compas d'épaisseur et mon pelvimètre appliqué alors *à vue*.

En opérant ainsi je m'efforçai de rendre mes mensurations aussi sûres que possible et je dois dire qu'à part la première expérience que j'ai pratiquée étant seul, il y a toujours eu des témoins à toutes les autres. A plusieurs reprises les Drs Budin, Ribemont, Lefour (de Bordeaux) se trouvaient présents. Je saisis avec le plus grand plaisir cette occasion pour remercier mon excellent ami le Dr Champetier de Ribes qui a eu l'obligeance de me prêter son bienveillant concours dans presque toutes ces expériences.

La cinquième et la onzième m'ont permis de diagnostiquer au millim. près des rétrécissements qui au moyen de la méthode digitale et en déduisant 15 mill. auraient été estimés 10 et 11 mill. plus grands qu'ils n'étaient en réalité.

Au lieu de rapporter en détail ces expériences je retracerai en un tableau les mensurations obtenues avec mon pelvîmètre électrique, dans les 17 applications que j'en ai faites.

Comme je l'ai déjà dit ces expériences ont toutes réussi sauf la dernière : un des fils électriques avait été égaré, le Dr Champetier voulut néanmoins faire cette expérience, mais mon pelvimètre dont rien n'indiquait plus la position fut mal placé par moi et j'eus une erreur en moins de 10 mill., ce qui me fait supposer que c'est l'extrémité de l'angle elle-même qui appuyait sur le promontoire et non le *ressort de contact*, erreur que je n'aurais pas commise si l'appareil électrique avait fonctionné. Cela venait démontrer une fois de plus l'utilité du trembleur.

Outre les deux erreurs graves commises par la méthode digitale, il y a ceci d'intéressant à noter dans ce tableau, c'est que la paroi vaginale antérieure et postérieure ne diminue le D. promonto-pubien minimum que de 5^{mm} au maximum, de 3 à 4 le plus souvent, seulement de 2^{mm} quelquefois. Cette dernière dimension surprend tout d'abord, il est probable que pendant la vie cette épaisseur était plus considérable, car on pourrait s'étonner qu'il n'y ait pas eu de déchirures pendant le travail. (*V. Tableau, p.* 53.)

L'unité est le millimètre.

Nos des Expériences.	D. promonto-pubien minimum mesuré directement			1 D. promonto-sous-pubien. 2 Sa différence de longueur avec le promonto-pubien-minimum.		Autres diamètres mesurés d'os à os.			Symphyse pubienne.		
	d'os à os et à vue.	av. mon pelvimèt. et sur les parties molles.	différence entre ces deux mensurations.	1	2	Transv.	Obl. G.	Obl. D.	Hauteur.	Epaisseur.	Inclinaison.
1	108.5	104	4.5	»	»	»	»	»	»	»	»
2	117	114.5	2.5	123	11	»	»	»	38	21	Normale.
3	89	86	3	»	»	»	»	»	»	»	»
4	118	115	3	»	»	»	»	»	»	»	»
5	84	79	5	109	25	»	99	100	32	18	Normale.
6	»	99	»	(l'autopsie a été interdite)					»	»	»
7	93	88	5	111	17	140	127	126	48	22	Normale.
8	102	99	3	118	16	123	111	107	43	22	Id.
9	109	106	3	123	14	121	128	128	46	22	Id.
10	106	102	4	120	14	143	135	129	44	24	Relevée.
11	82	79	3	108	26	128	118	119	38	23	Inclinée.
12	124	122	2	136	12	125	126	124	39	20	Normale.
13	117	113	4	134	17	144	129	128	37	19	Id.
14	82	78	4	92	14	128	127	127	40	25	Id.
15	114	110	4	131	17	133	128	125	43	19	Id.
16	105	101	4	125	20	132	125	121	41	21	Inclinée.
17	90	76	14 (1)	100	10	128	123	124	42	24	Normale.

(1) Cette expérience avait été faite sans la sonnerie électrique.

C. Mensuration sur la femme vivante.

Le Dr Budin, après avoir expérimenté mon pelvimètre sur le cadavre et s'être assuré qu'il pouvait l'appliquer sans danger sur la femme vivante, mesura une femme chez laquelle on devait provoquer l'accouchement prématuré, son bassin paraissant assez fortement rétréci. Le D. promonto-pubien minimum donna 78^{mm} avec mon pelvimètre, l'estimation par la méthode digitale avait été 85 à 90^{mm}.

L'introduction de la tige directrice n'avait pas provoqué de douleur; l'application du curseur avait été plus difficile, mais somme toute la mensuration avait été supportable.

Quelques jours après, la femme succombait à une péritonite puerpérale et l'autopsie venait démontrer l'exactitude de la mensuration prise avec mon instrument (Expér. 14). Le bassin sans les parties molles présentait un D. promonto-pubien minimum de 5^{mm} plus grand que mon pelvimètre l'avait indiqué pendant la vie, mais en réalité mon estimation était la vraie, puisqu'elle donnait la dimension exacte du bassin tel qu'il était, lors du passage du fœtus.

Avec les personnes présentes à l'autopsie, nous avons examiné le cul de sac postérieur et la paroi vaginale antérieure pour constater s'il n'y avait pas de traces de l'instrument et nous n'avons trouvé aucune lésion.

Cette mensuration pratiquée sur la femme vivante est la seule qui ait été prise avec le pelvimètre électrique. A ce moment, je songeais à le simplifier, je n'ai pas cru devoir continuer les expériences.

II. DU PELVIMÈTRE DIRECT.

En présence de résultats semblables, je songeai à rendre mon pelvimètre plus simple et plus pratique. L'emploi d'une pile électrique le compliquait, il fallait trouver un instrument aussi sensible, mais moins encombrant.

Je fis un *pelvidactylomètre*, sorte de doigtier dans lequel l'index, au lieu de s'appliquer directement sur le promontoire, s'en trouvait séparé par un mécanisme qui tout en donnant au doigt 50^{mm} de plus de longueur, lui faisait sentir que l'instrument était bien placé sur le promontoire. Mais, différentes recherches faites un peu plus tard m'ayant prouvé que le doigt pouvait toujours atteindre le promontoire, alors qu'il y avait un rétrécissement notable, me décidèrent à supprimer tout mécanisme et à employer le doigt seul comme instrument de sensibilité, puisqu'en somme il était assez long, *quoiqu'on en eût dit*. Je fis construire le pelvimètre direct, dont voici la description :

§ 1. *Description du pelvimètre direct.*

Il se compose de deux parties ;

A. Une tige directrice.

B. Un curseur.

(Les figures sont réduites de moitié. Voir pour l'ensemble de l'instrument la planche frontispice.)

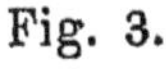

Fig. 3.

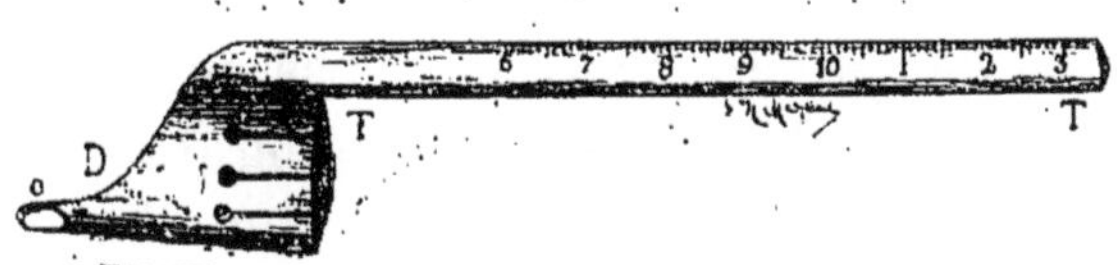

A. *La tige directrice*

C'est une tige en acier, ronde, rigide, de 5^{mm} d'épaisseur, de 210^{mm} de longueur, y compris le doigtier. Celui-ci (D) est destiné à recevoir le doigt qui ira s'appliquer sur le promontoire : il présente une boucle (O) dans laquelle passe l'ongle qui vient se placer à cheval sur l'extrémité destinée à s'appuyer à l'angle sacro-vertébral. De sorte que la pulpe terminale du doigt se trouve correspondre au 0 de la graduation. Le doigtier présente une large échancrure, afin delaisser à la pulpe du doigt toute sa sensibilité. Il est construit de façon à rester fixé au doigt, à cet effet il est percé dans sa longueur d'échancrures qui lui donnent une certaine élasticité.

La tige directrice est graduée au millimètre, le 0 correspondant à l'extrémité unguéale du doigtier. La graduation s'arrête à 100mm pour recommencer ensuite, la longueur du curseur mesurant 100 mm. De la sorte on n'a pas à déduire chaque fois la longueur du curseur et la graduation peut servir encore si l'on emploie la tige seule. Dans ce cas après 10 on dirait 11 au lieu de 1 et ainsi de suite.

Fig. 4.

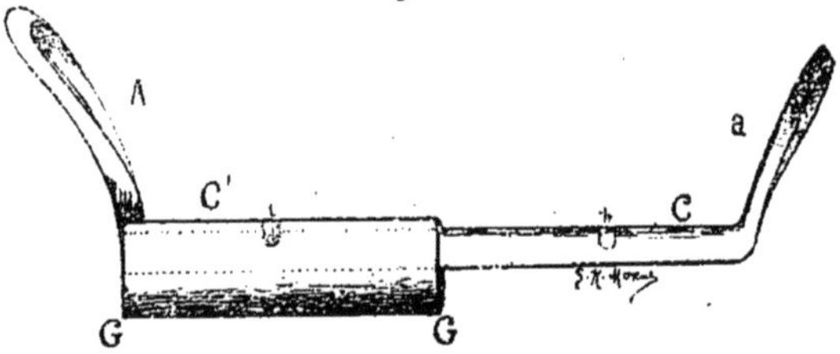

B. *Le curseur*

Il présente une branche horizontale CC' de 100mm de long aux extrémités de laquelle se trouvent deux arcs de cercle calculés : A le grand arc mesure 40mm de hauteur, *a* le petit arc mesure 30mm. On emploiera l'un ou l'autre, suivant qu'on croira le point post-pubien plus élevé. (Dans certains cas, rares il est vrai, le petit arc pourrait ne pas appuyer contre le point post-pubien, d'où nécessité du grand arc ; par contre à quoi bon introduire un arc de 40mm, dont l'application peut être plus difficile, lorsque l'arc de 30mm suffit ? voilà pour quelle raison j'ai adopté deux arcs. En outre celui qui est externe sert de poignée pendant la mensuration.)

La courbure des deux arcs est la même, elle appartient à un arc de cercle de 80mm de rayon.

La fig. 5 représente un arc vu de face pour montrer qu'il est évidé à son centre de manière à diminuer la surface de contact.

Fig. 5.

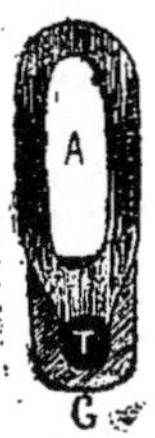

Sur la branche horizontale du curseur se trouve *le glissoir d'articulation* G, 30^{mm} de long (la figure 4 lui donne à tort 50^{mm}.) Il peut se placer à volonté à l'une ou l'autre extrémité où il est immobilisé au moyen d'une goupille (i) qui se fixe dans l'orifice (h). Sur la fig. 4 la goupille (i) se trouve dans le second orifice (h) qu'elle remplit, le glissoir étant près le grand arc, (le tout a été pointillé pour montrer qu'en réalité cela n'est pas visible sur l'instrument.)

Cet instrument a été construit par M. Mariaud dont l'habileté et la complaisance n'ont pas besoin d'être louées.

§ 2. *Sur quelle donnée géométrique est construit le pelvimètre direct.*

Pour pratiquer la mensuration *directe* du D. promonto-pubien minimum, il y avait deux difficultés à résoudre :

1° Construire une tige que le doigt pût diriger sans que la sensibilité en fut diminuée. Le doigtier de mon pelvimètre remplit cette indication.

2° Construire la partie destinée à s'appliquer à la symphyse pubienne, de telle façon qu'elle vînt s'appuyer toujours au point post-pubien à quelque hauteur qu'il se trouvât et *cela d'elle-même*, l'introduction d'autres doigts étant, sinon impossible, du moins trop douloureuse :

Voici comment j'ai été amené à coustruire le curseur:

Supposons qu'ayant sous les yeux un des tracés pelvigraphiques du Dr Pinard, on doive mesurer le diamètre promonto-pubien minimun par un procédé quelconque sauf la mensuration directe. On y arriverait par l'algèbre, connaissant les deux autres côtés du triangle promonto-sous-pubien minimum et l'angle compris entre ces deux côtés, mais il est un procédé graphique plus simple et plus rapide. (Fig 1, p. 15.)

A l'aide d'un compas avec S comme centre et SM comme rayon, je décris une circonférence laquelle coupe le diamètre promonto-sous-pubien SP en un point B. Au moyen du décimètre je mesure le D. promonto-sous-pubien et en même temps SB qui n'est autre que la longueur du D. promonto-sous-pubien, puisque SB = SM comme rayons d'un même cercle.

Donc il est facile de lire sur une tige placée suivant le D promonto-sous-pubien la longueur du D promonto-pubien minimum, à la condition d'avoir un arc de cercle *tangent au point post-pubien.*

Une objection se place ici : « Mais cet arc de cercle va-« riera avec chaque bassin, il faudrait pouvoir le changer « pour chacun d'eux. »

Cela est vrai géométriquement, mais pour le cas présent l'erreur est négligeable.

Nous avons vu que le D. promonto-sous-pubien, varie entre 50 et 110^{mm}, soit en moyenne 80^{mm}, nous avons donc choisi pour arc constant un arc appartenant à un cercle de 80^{mm} de rayon. C'est en effet celui qui convenait le mieux, les rétrécissements les plus fréquents ne dépassant guère 70^{mm}. D'ailleurs, on peut facilement se rendre compte de l'erreur commise en se servant toujours du même arc :

Avec un compas traçons successivement des arcs de cercle ayant 50, 60 etc., jusqu'à 110^{mm} de rayon, de telle manière que tous ces arcs coïncident à une de leurs extrémités, puis avec le point de coïncidence de ces arcs pris comme centre, traçons un arc de cercle de 30^{mm} et un autre de 40^{mm}. Ces deux derniers coupent tous les autres et mesurent la distance qui les séparent, Or on remarquera qu'à 40^{mm} de distance du point de coïncidence, les arcs au-dessus de 80^{mm} de rayon sont presque confondus ensemble, les arcs au-dessous diffèrent de quelques millimètres avec l'arc constant de 80^{mm} : il y a $1^{mm},5$ de différence pour l'arc de 70^{mm}; $3^{mm},5$ pour l'arc de 60^{mm} et $6^{mm},5$ pour l'arc de 50^{mm}. En réalité, la différence n'est appréciable que pour ces deux derniers.

Donc on peut se servir d'un arc à courbure constante appartenant à un cercle de 80^{mm} de rayon, mais, lorsqu'on mesurera des bassins ayant 60 et 50^{mm} de D. promonto-pubien minimum, il faudra faire une petite correction si l'on veut être rigoureusement exact : quand on mesurera avec le grand arc, il faudra ajouter 3^{mm} au D. promonto-pubien minimum, estimé 60^{mm} par l'instrument et ajouter 6^{mm} au D. promonto-pubien minimum estimé 50^{mm}.

Avec le petit arc, celui de 30^{mm} de hauteur, l'erreur serait toujours négligeable, car elle n'est même pas de 3^{mm}.

En résumé, ce qui caractérise le curseur de mon pelvimètre direct c'est qu'il présente *un arc de cercle toujours tangent au point post-pubien*, donc on a la certitude d'avoir le diamètre le plus petit d'avant en arrière, du moment que le doigt est bien placé sur le promontoire.

Cette disposition en arc permet d'appliquer le curseur derrière la symphyse pubienne sans avoir à chercher s'il est en rapport avec le rétrécissement, puisque forcément par sa construction il se trouve placé comme il faut, d'où un manuel opératoire facile, rapide et sûr.

§ 3. *Du manuel opératoire.*

Voici comment on doit s'y prendre pour mesurer le D. promonto-pubien minimum :

Après avoir fait vider le rectum et la vessie, l'on met la femme en travers du lit, dans la position obstétricale, le siège relevé par des draps pliés en plusieurs doubles, les cuisses écartées, les pieds reposant sur deux chaises.

L'opérateur se place debout entre les deux jambes de la patiente, et pratique d'abord avec soin le toucher explorateur. Il reconnaît le promontoire, puis explore la face postérieure du pubis et limite la situation du point post-pubien (s'il est appréciable), c'est-à-dire qu'il cherche quel est le point le plus postérieur de la symphyse pubienne. D'après la hauteur du point postérieur pubien, il estime s'il doit employer le grand arc ou le petit arc. Celui-ci suffira dans la majorité des cas, il peut servir même alors que le point post-pubien est à 38^{mm}, au-dessus du point sous-pubien (1).

L'arc du curseur étant choisi : le petit, par exemple, on ramène le glissoir d'articulation du côté du grand arc et en contact avec lui (fig. 4), la goupille s'engage dans l'orifice correspondant. L'on introduit la tige directrice dans le glissoir, le doigtier devant se placer au-dessous du curseur dans la partie laissée libre par le glissoir.

Cela fait, on introduit l'index de la main droite dans le doigtier. Celui-ci est construit pour servir à volonté au médius ou à l'index de l'une ou l'autre main.

On enduit d'un corps gras le doigt et les parties de l'instrument qui doivent se trouver en contact avec les tissus pelviens, et l'on est prêt à pratiquer la mensuration.

Elle se divise en trois temps que je décrirai séparément bien qu'ils se confondent, en réalité, dans la pratique.

1er temps : *Introduction du curseur*. L'index de la main restée libre est glissé dans le vagin, derrière la symphyse pubienne, dans le but d'éloigner les parties molles et de

(1) Si l'on veut savoir exactement à quelle hauteur se trouve le point post-pubien, on peut la mesurer ainsi : on glisse l'index derrière la symphyse pubienne et on l'accole dans toute sa longueur à à la symphyse de sorte que l'extrémité de la pulpe du doigt corresponde au point post-pubien. Puis avec l'index de l'autre main on marque sur le premier le point de contact du ligament triangulaire sous-pubien, on retire les doigts dans cette position et l'on mesure sur la graduation de la tige directrice.

permettre l'application de l'arc du curseur contre le point post-pubien. La main munie de l'instrument s'avance presque verticale, le doigtier en bas, le pouce appuyant contre le curseur, et fait glisser l'arc du curseur entre la face postérieure de la symphyse et l'index de la main libre. L'introduction du curseur et sa mise en place sont accomplies.

2me temps. *Introduction de la tige directrice* : On retire du vagin le doigt de la main libre qui saisit alors le curseur au moyen de l'arc resté à l'extérieur, et maintient le tout dans l'immobilité, pendant que le doigt placé dans le doigtier glisse, *la face palmaire en haut*, vers l'orifice vaginal, le franchit et va se placer contre le promontoire.

3me temps. *Mensuration proprement dite* : (Voir la planche frontispice.) On retire alors le curseur vers soi, *lentement et sans forcer*, mais de manière à avoir le plus grand écartement possible entre l'extrémité unguéale du doigtier et l'arc du curseur. On lit le chiffre de la graduation sur lequel s'est arrêté le talon du curseur; c'est la dimension exacte du D. promonto-pubien minimum, recouvert des parties molles.

L'instrument se retire en reproduisant, en sens inverse, les manœuvres suivies pour l'introduction.

§ 4. *Du minimum de dimension du Diamètre promonto-pubien minimum.*

Nous avons supposé que l'angle sacro-vertébral était accessible ; considérons le cas où il ne le serait pas, et où, cependant, on soupçonnerait un rétrécissement antéro-postérieur : mon pelvimètre direct peut être utile en donnant *un minimum de dimension* du diamètre promonto-pubien minimum ; voici comment :

L'instrument sera introduit comme il est dit ci-dessus et porté dans l'excavation AUSSI HAUT ET AUSSI LOIN QUE POSSIBLE, sur la ligne médiane du bassin. Alors le doigt explore avec soin sur les côtés; puis tout en décrivant des lignes horizontales aussi étendues qu'il pourra il descendra jusqu'à la rencontre de la face antérieure du sacrum. Les chiffres indiqués par l'instrument, durant cette manœuvre, serviront de *minimum de dimension*. Il est clair que si l'on n'a pas rencontré l'angle sacro-vertébral durant cette exploration faite avec soin, cet angle droit doit se trouver *au delà* de cette zone d'exploration et suivant que l'étendue de celle-ci aura donné un chiffre plus élevé, on sera tranquillisé sur la dimension du D. promonto-pubien minimum.

§ 5. *Des mensurations prises avec le pelvimètre direct.*

On a pratiqué un certain nombre de fois la mensuration du D. promonto-pubien minimum, sur la femme vivante, au moyen du pelvimètre direct; je ne rapporterai qu'une de ces observations, celle où l'autopsie a permis de contrôler la mensuration prise du vivant de la femme.

Première mensuration pratiquée sur la femme vivante avec le pelvimètre direct, par le Dr Budin, en présence de MM. Champetier de Ribes, Bitot, Maugeri, Crouzat.

Le 22 décembre 1879, le Dr Budin a mesuré le D. promonto-pubien minimum d'une femme secondipare, couchée au lit no 34 de la Clinique d'accouchements. L'application fut possible et très supportable.

Le D. pro.-pub. minim. fut estimé 83 à 84, au moyen de l'instrument. Quelque temps après, le prof. Depaul provoqua l'accouchement. On fut obligé de faire la version : Enfant vivant, pèse 2,200 grammes. Diamètres de sa tête : Occ. frontal = 106mm; occ. menton., 114mm; maximum = 119mm. *Bi-pariétal*, = 83mm; *bitemporal*, = 74mm; bimastoïdien, = 75mm. Petite circonférence, = 287mm. — Grande circonférence, = 335mm.

Comme on le voit, la dimension du diamètre bipariétal, prise après l'extraction de l'enfant, venait jusqu'à un certain point confirmer la mensuration due à l'instrument.

Le 22 mars 1880, cette femme succombait à une infection pyohémique lente.

L'autopsie fut faite, et voici les chiffres obtenus : D. transverse, = 143mm ; D. oblique, gauche, = 115mm ; D. oblique, droit, = 119mm ; D. promonto-sous-pubien, = 105 ; D. promonto-pubien minimum, *sans les parties molles*, = 87mm, c'est-à-dire 3 ou 4mm de différence avec la mensuration prise du vivant de la femme, ces 3 ou 4mm représentant l'épaisseur des parties molles. Par conséquent, la mensuration faite avec mon pelvimètre, avait été aussi exacte que possible.

J'ai plusieurs observations de mensurations, prises sur la femme vivante au moyen de mon pelvimètre direct, pour lesquelles, à défaut d'autopsie, les dimensions de la tête de l'enfant auraient pu servir de contrôle ou tout au moins de renseignement. Je ne les rapporterai pas car elles pourraient être matière à discussion, mais je puis dire que jamais les dimensions données par mon instrument n'ont été inférieures aux dimensions de la tête de l'enfant.

§ 6. *Conclusions.*

D'après les expériences faites sur le bassin sec et sur le cadavre, d'après les mensurations pratiquées sur la femme vivante, dont deux ont été contrôlées par l'autopsie, on peut porter un jugement sur l'emploi du pelvimètre direct à arc tangent. D'autres essais auront lieu, mais on peut déjà en prévoir le résultat.

L'instrument, reposant sur un principe de géométrie, ne peut donner que des chiffres exacts si l'application est bien faite, tout est là.

J'aborde maintenant le point capital : *Cette application est-elle douloureuse?*

Je vais dire ce que j'ai vu :

Chez les secondipares, à plus forte raison chez les femmes accouchées plusieurs fois, la mensuration est très facile et partant point douloureuse.

Chez les primipares, surtout chez celles dont le canal vaginal est peu dilatable, l'introduction du curseur demande quelques précautions, mais, si après avoir bien enduit l'instrument d'un corps gras on relève avec soin et doucement les parties molles post-pubiennes, si l'on fait glisser lentement l'arc du curseur entre le doigt et la symphyse l'introduction du curseur sera *très supportable.*

L'introduction de la tige directrice elle-même n'est pas douloureuse, car celle-ci augmente peu le volume du doigt. Parfois, des femmes se plaindront à ce moment, mais ce sont celles chez lesquelles le simple toucher explorateur est lui-même douloureux, l'instrument dans ces cas ne peut être accusé (1).

Le seul moment pendant lequel on pourrait provoquer de la douleur est l'instant, d'ailleurs très court, où l'on donne à l'instrument le plus d'extension possible. Il est évident que si l'on tire inconsidérément on peut faire mal à la patiente et même la blesser ; tout dépendra du savoir faire de l'opérateur. Avec de la douceur et un peu d'habileté la mensuration sera possible chez le plus grand nombre de femmes.

Je ferai remarquer que l'instrument est construit de telle façon qu'il n'appuie contre une surface osseuse qu'en deux endroits : le promontoire et le point post-pubien ; c'est donc là seulement qu'il pourrait y avoir compression des parties molles contre un plan résistant. Partout ailleurs et notamment sous l'arcade pubienne c'est le doigt seul de l'opérateur qui comprime directement, par conséquent la douleur

(1) Il faut se rappeler la douleur qu'éprouvent certaines femmes au moment de l'intromission et cela même après plusieurs mois de rapports sexuels.

provoquée en cet endroit ne pourrait être imputée à mon pelvimètre.

Du reste, un simple coup d'œil jeté sur la planche frontispice fera voir nettement ce que je viens de dire.

Maintenant j'ajouterai que, si l'on avait affaire à une femme nerveuse, à sensibilité excessive, il ne faudrait pas hésiter à donner le chloroforme à dose obstétricale, la chose en valant bien la peine, puisque suivant la mensuration obtenue on fait le choix de la détermination à prendre. C'est aussi l'opinion du Dr Budin, qui m'a affirmé qu'en pareille circonstance il n'hésiterait pas à le faire.

Avant de terminer il me faut répondre à une critique, bienveillante d'ailleurs, qu'on a adressée à mon pelvimètre direct. On a dit : «... Votre instrument est une modifica-
« tion heureuse de la méthode digitale. »

Malgré toute la satisfaction personnelle que j'éprouverais à avoir modifié *heureusement* cette méthode, je ne puis accepter cette interprétation. En voici les raisons :

1° La méthode digitale est *une méthode indirecte*, mon pelvimètre appartient à la *méthode directe*.

2° La méthode digitale exige une déduction aléatoire sur laquelle on n'a pu se mettre d'accord, mon instrument donne comme avec un mètre la longueur du diamètre qu'on veut mesurer.

3° Dans la méthode digitale le doigt est un organe de *sensibilité* et de *mensuration* ; avec mon instrument la sensibilité tactile est seule employée, en un mot le doigt *place* et *tient* l'instrument, mais *il ne mesure pas*.

Pour être fidèle à mon titre je n'ai voulu m'occuper dans ce travail que de la mensuration du diamètre promonto-pubien minimum bien que mon pelvimètre direct puisse servir à mesurer les autres diamètres du bassin.

J'espère pouvoir publier prochainement un MÉMOIRE SUR UNE NOUVELLE MÉTHODE DE PELVIGRAPHIE OBSTÉTRICALE, lequel sera la conséquence naturelle des recherches qui précèdent. Dans ce travail se trouvera le Manuel opératoire pour mesurer tous les diamètres du bassin et un procédé pour reproduire graphiquement l'aire du détroit supérieur et la coupe médiane de l'excavation prises sur la femme vivante en état de gestation.

RÉSUMÉ

I. Le diamètre promonto-pubien-minimum est, au voisinage du détroit supérieur, le plus petit diamètre antéro-postérieur du bassin.

Il mesure de 1 à 15 ^{mm} de moins que le diamètre promonto-sus-pubien ; moyenne : 7 à 8 ^{mm}.

II. Le *point post-pubien* (1) n'a pas été fixé assez bas. Il est situé de 6 à 20 ^{mm} au dessous du *point sus-pubien*, moyenne : 1 cent. environ. (D'après les graphiques du Dr Pinard.)

Assez souvent il a une existence réelle et le doigt peut le limiter.

III. Les situations respectives 1° du promontoire, 2° du point *sous-pubien* (1) et 3° du point *post-pubien* (1) sont indispensables à connaître pour permettre d'apprécier la longueur du diamètre promonto-pubien-minimum suivant la méthode digitale.

Plus le promontoire se rapprochera de la droite passant par les points *sous-pubien* et *post-pubien* et se prolongeant en haut, plus sera considérable la différence de longueur entre le diamètre promonto-sous-pubien et le diamètre promonto-pubien-minimum, c'est-à-dire que dans la pratique plus le promontoire paraîtra saillant au toucher et plus grande devra être la déduction à faire suivant la méthode digitale.

Les autres données seraient très utiles (*hauteur minimum de la symphyse, angle promonto-sous-pubien minimum*) (2), mais les mensurations qu'elles nécessiteraient pour

(1-1) Voir p. 12.
(2) Voir p. 17 et 20.

avoir leur valeur sont impraticables sur la femme vivante.

IV. La déduction à faire suivant les règles de la méthode digitale peut varier de 5 à 20 mm.

D'après les graphiques du Dr Pinard si l'on déduit d'une *d'une façon constante* :

a. 1 cent. : 61 bassins sur 100 font commettre une erreur variant de 5 à 16mm ;

b. 1 cent. 5 : 34 bassins sur 100 font commettre une erreur de 5 à 11mm ;

c. 2 cent. : 58 bassins sur 100 font commettre une erreur de 5 à 16mm.

d. Si pour le choix de la déduction on tient compte de la hauteur totale de la symphyse pubienne, les chances d'erreur sont aussi nombreuses et les erreurs commises sont aussi graves.

En somme c'est la déduction constante de 1 cent. 5 qui expose le moins fréquemment à commettre des erreurs notables. (1 sur 3, variant de 5 à 11mm.)

V. Si au lieu d'une approximation on veut pratiquer la mensuration réelle du diamètre promonto-pubien minimum la méthode directe est la seule qu'on doive employer.

Mon pelvimètre direct, *à arc de cercle tangent au pubis*, a donné dans toutes les expériences des mensurations exactes.

Au moyen de cet instrument la mensuration directe sur la femme vivante est possible, supportable et précise. (1)

(1) Voir p. 62.

Paris. — A. PARENT, imprimeur de la Faculté de médecine, rue Monsieur-le-Prince, 31.
A. DAVY, successeur.

PUBLICATIONS

DE LA LIBRAIRIE ADRIEN DELAHAYE ET E. LECROSNIER

Traité d'anatomie descriptive, avec figures intercalées dans le texte, par PL.-C. SAPPEY, professeur d'anatomie à la Faculté de médecine de Paris, etc. 3e édition entièrement refondue. 5 vol. in-8, 1876-77.... 60 fr.
Cartonné.... 65 fr.
Quelques exemplaires sur papier vélin.... 80 fr.

Traité d'anatomie générale appliquée à la médecine; embryologie, éléments anatomiques, tissus et systèmes, par L.-O. CADIAT, agrégé à la Faculté de médecine de Paris, directeur-adjoint du laboratoire d'histologie, etc., avec une introduction de M. le professeur Ch. Robin. 2 vol. in-8 avec 489 figures intercalées dans le texte.... 28 fr.

Anatomie descriptive et dissection, contenant un précis d'embryologie, la structure microscopique des organes et celle des tissus, par le docteur J.-A. FORT, professeur libre d'anatomie et de chirurgie, etc. 3e édition revue et augmentée. 3 vol. in-12 avec 1227 figures intercalées dans le texte.. 30 fr.
1879.... 12 fr.

Leçons d'anatomie générale sur le système musculaire, par le docteur RANVIER, professeur d'anatomie générale au Collège de France, etc., recueillies par J. Renaut. 1 vol. in-8 avec 96 figures intercalées dans le texte. 1880 Broché.... 12 fr.

Manuel d'anatomie, par le docteur FORT. Deuxième édition du résumé d'anatomie, revue, corrigée et augmentée. 1 vol. in-18 de 824 pages avec 151 figures dans le texte. 1875.... 7 fr. 50

Anatomie pathologique de l'œil, par le docteur PANAS, professeur de clinique ophthalmologique à la Faculté de médecine de Paris, etc., et le docteur A. REMY. 1 vol. in-8 avec 26 planches, dont 6 en chromolithographie Cartonné.... 13 fr.

Éléments d'anatomie comparée des animaux invertébrés, par le professeur TH.-H. HUXLEY, membre de la Société royale de Londres. Ouvrage traduit de l'anglais par le docteur G. DARIN, avec une préface, des notes et un chapitre sur les principes de la biologie, par le professeur GIARD. 1 vol. in-18 avec 156 figures intercalées dans le texte.... 6 fr.

Curabilité et traitement de la phthisie pulmonaire, leçons faites à la Faculté de médecine par S. JACCOUD, professeur de pathologie médicale à la Faculté de Paris, etc. 1 vol. in-8, 10 fr., cartonné.... 11 fr.

Études cliniques sur l'hystéro-épilepsie ou grande hystérie, par le docteur PAUL RICHER, ancien interne lauréat des hôpitaux de Paris, etc., précédé d'une lettre-préface de M. le professeur J.-M. CHARCOT. 1 vol. in-8 avec 105 figures intercalées dans le texte et 9 gravures à l'eau forte 1881.. 19 fr.
Cartonné.... 20 fr.

Des dyspepsies gastro-intestinales. Clinique physiologique, par G. SÉE. professeur à la Faculté de médecine de Paris, etc. 1 vol. in-8. 1881... 10 fr.
Cartonné.... 11 fr.

Traité de pharmacie galénique, par E. BOURGOIN, professeur à l'École supérieure de pharmacie de Paris, etc. 1 vol. in-8 avec 89 figures intercalées dans le texte.... 16 fr.
Cartonné.... 17 fr.

Traité clinique et pratique des maladies mentales, par J. LUYS, membre de l'Académie de médecine, médecin de la Salpêtrière, etc. 1 vol. in-8 avec 27 figures intercalées dans le texte et 10 planches coloriées et photo-micrographiques.... 17 fr
Cartonné.... 18 fr.

Études médicales faites à la maison municipale de santé (Maison Dubois), par le docteur LECORCHÉ, professeur agrégé à la Faculté de médecine de Paris, etc., et Ch. TALAMON, interne des hôpitaux. 1 vol. in-8 avec 10 figures intercalées dans le texte et 4 planches en chromolithographie.... 12 fr.

Guide aux villes d'eaux, bains de mer et stations hivernales, par des médecins et des écrivains spéciaux, publié par le docteur MACÉ. 1 fort volume in-18 cartonné.... 10 fr.

Éléments de pathologie exotique. 1° Maladies infectieuses. 2° Maladies des organes et des appareils. 3° Animaux et végétaux nuisibles, par M. NIELY, professeur d'hygiène et de pathologie exotique à l'École de médecine navale de Brest, etc. 1 vol in-18 avec 29 figures dans le texte.... 10 fr.

Leçons de thérapeutique, faites à la Faculté de médecine de Paris, etc., recueillies et publiées par le docteur LEBLANC, 2e édition, 1 vol. in 8, 1880. 10 fr.

Paris. — A. PARENT, imprimeur de la Faculté de médecine, rue Monsieur-le-Prince, 31.
A. DAVY, successeur.

www.ingramcontent.com/pod-product-compliance
Ingram Content Group UK Ltd.
Pitfield, Milton Keynes, MK11 3LW, UK
UKHW022133190726
13855UKWH00003B/1126